U0235522

肿瘤防治科普丛书

# 体表肿瘤

主　编

**王胜强**

副主编

**唐显军**

人民卫生出版社

图书在版编目（CIP）数据

体表肿瘤 / 重庆市肿瘤医院，重庆大学附属肿瘤医院组织编写 . —北京：人民卫生出版社，2018

（肿瘤防治科普丛书）

ISBN 978-7-117-26620-8

I.①体… II.①重…②重… III.①肿瘤 – 防治 IV.①R73

中国版本图书馆 CIP 数据核字（2018）第 081494 号

| 人卫智网 | www.ipmph.com | 医学教育、学术、考试、健康，购书智慧智能综合服务平台 |
| 人卫官网 | www.pmph.com | 人卫官方资讯发布平台 |

版权所有，侵权必究！

肿瘤防治科普丛书：体表肿瘤

组织编写：重庆市肿瘤医院　重庆大学附属肿瘤医院
出版发行：人民卫生出版社（中继线 010-59780011）
地　　址：北京市朝阳区潘家园南里 19 号
邮　　编：100021
E - mail：pmph @ pmph.com
购书热线：010-59787592　010-59787584　010-65264830
印　　刷：三河市潮河印业有限公司
经　　销：新华书店
开　　本：889 × 1194　1/32　印张：4
字　　数：111 千字
版　　次：2018 年 5 月第 1 版　2019 年 3 月第 1 版第 2 次印刷
标准书号：ISBN 978-7-117-26620-8/R·26621
定　　价：25.00 元

打击盗版举报电话：010-59787491　E-mail：WQ @ pmph.com
（凡属印装质量问题请与本社市场营销中心联系退换）

## 丛书编委会
（排名不分先后）

名誉主编

于金明

主　编

吴永忠　周　琦　王　颖　郑晓东

副主编

周　宏　汪　波　张　维　王东林　陈伟庆

秘　书

袁维春　戴　羽　黄渐青　陈　霞　唐　利

编　委

吴永忠　周　琦　周　宏　汪　波　张　维

王　颖　郑晓东　王东林　辇伟奇　王　维

张海燕　蔡　润　周晓红　江跃全　邓和军

刘　南　孙　浩　陈伟庆　曾晓华　项　颖

王　全　王胜强　王　冬

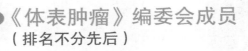

# 《体表肿瘤》编委会成员
## （排名不分先后）

主　编

**王胜强**

副主编

**唐显军**

编　委

| | | | | |
|---|---|---|---|---|
| **王胜强** | **唐显军** | **夏蜀凤** | **吴　毅** | **廖开友** |
| **徐　燕** | **牟燕飞** | **穆小松** | **莫绍江** | **马　犇** |
| **杨　燕** | **胡　欢** | | | |

# 序言一

众所周知，恶性肿瘤已成为威胁人类生命和健康的首要敌人。不论城市还是农村，肿瘤都是中国居民的主要死亡原因。肿瘤防治是生命科学研究领域的难题。全球癌症报告显示：2012年，中国新增307万癌症患者并造成约220万人死亡，分别占全球总量的21.9%和26.8%；中国肿瘤发病率以每年大约3%的速度递增，中国新增和死亡病例位列世界第一。由于人们对肿瘤预防认知不足，缺乏癌症筛查和早诊早治的意识，就诊普遍偏晚，导致中国癌症死亡率高于全球平均水平。

习近平总书记在全国卫生与健康大会上指出，没有全民健康，就没有全面小康，要把人民健康放在优先发展的战略地位，加快推进健康中国建设。基于我国肿瘤防治严峻形势，可以说，健康中国，肿瘤先行，科普优先。肿瘤防治科学知识的普及，对于提高全民防癌意识，正确认识肿瘤筛查，科学理解肿瘤诊治，降低肿瘤发病率，提高治愈率，节约社会卫生资源，提升我国健康水平，具有极其重要的意义。

近年来，国内肿瘤防治工作者已编写了多本肿瘤防治科普书籍，从不同角度与层面介绍肿瘤防治相关科普知识，但瘤种全覆盖的成套肿瘤防治科普丛书尚缺乏。吴永忠教授团队长期从事肿瘤防治工作，具有丰富的经验，创新性地在重庆构建了"一网一链"肿瘤防治体系。本丛书的编写顺应国家重视科普，大力向全社会推广医学科普知识的要求，以系统介绍肿瘤防治"一链"科普知识，即围绕肿瘤的认识预防、早期筛查、规范诊疗、康复管理为一体的完整诊疗服务链为鲜明特色，科学实用地介绍有关防癌抗癌的科普知识。

该丛书以一问一答的形式，通过通俗易懂的语言，生动形象的插图，站在患者角度介绍临床实际中的常见问题，力图将肿瘤医学专业知识变为普通民众易懂易记的常识。相信该丛书将对提高患者及家属对肿瘤总体认识、增强全民防癌抗癌知识起到重要的推进作用。期盼该丛书能够早日出版发行！

中国工程院院士

于金明

2018 年 2 月

# 序言二

　　作为全国癌症防治协作网络成员单位、区域性肿瘤防治中心的重庆市肿瘤医院长期肩负恶性肿瘤防治任务，已经形成融科普宣教、早期筛查、规范诊疗、康复管理为一体的肿瘤完整诊疗服务链。

　　近年来，我国恶性肿瘤死亡率呈明显上升趋势，已成为城乡居民的第一位死因，严重影响人民群众健康及生命安全。对于恶性肿瘤来说，预防胜于治疗。因此，加强肿瘤预防的科普教育刻不容缓，也是重庆市肿瘤医院为提高大众的肿瘤预防科普知识、提高综合医疗服务质量以及提高国民生活素质应尽的责任！

　　为此，重庆市肿瘤医院组织全院专家编写本套《肿瘤防治科普丛书》，普及防癌知识和科学理念，引导公众关注癌症和癌症患者；正确认识癌症的成因、预防和治疗，消除癌症认识误区；推广科学规范的诊疗模式，切实提高癌症防治水平；帮助癌症患者及其家属树立正确认识癌症的观念和战胜癌症的信心，提高患者生命质量！

重庆市肿瘤医院 重庆大学附属肿瘤医院 院长
中国抗癌协会肿瘤放射治疗专业委员会副主任委员
重庆市医学会肿瘤专委会主任委员
吴永忠
2018 年 3 月

# 前言

体表肿瘤是指来源于皮肤、皮肤附件、皮下组织等浅表软组织的肿瘤，大部分为良性肿瘤，包括脂肪瘤、囊性肿瘤、血管瘤、纤维瘤、乳头状瘤、黑痣等；而部分恶性肿瘤，如黑色素瘤、皮肤癌、纤维肉瘤、脂肪肉瘤等，若治疗不及时，可能会对生命造成威胁。

体表肿瘤并不可怕，早期治疗均会取得令人满意的疗效。希望大家不要因为疏忽大意，错失最佳的治疗时机，留下生命的遗憾。

为了让更多读者了解浅表肿瘤的相关知识，更早发现及尽早接受规范治疗，以减轻晚期肿瘤给家庭、社会造成的沉重负担，本书从临床常见浅表肿瘤的识别，早期诊断，规范治疗，康复管理四个方面详细的叙述。也希望本书能够帮助基层医务工作者提高对浅表肿瘤诊治手段的认识。

王胜强

2018 年 2 月

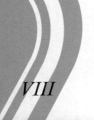

# 重庆市肿瘤医院
# 重庆大学附属肿瘤医院

重庆市肿瘤医院、重庆大学附属肿瘤医院、重庆市肿瘤研究所、重庆市癌症中心是集医疗、教学、科研、预防、康复为一体的国家三级甲等肿瘤专科医院，牵头重庆市肿瘤防治、科普宣传、技术研究和区域肿瘤专科人才培训；是国家肿瘤药物临床试验机构、重庆市肿瘤临床医学研究中心、重庆市肿瘤医疗质量控制中心、重庆市肿瘤放射治疗质量控制中心；是重庆市肿瘤防治办公室挂靠单位；是重庆市肿瘤防治科普基地和重庆市健康促进医院。

医院编制床位 1480 张，开放床位 1800 张，设有临床和医技科室 31 个，其中国家级重点专科 1 个、省级重点学科 4 个、省级临床重点专科 7 个、省级临床诊疗中心 3 个。医院年诊治病人 50 万余人次，住院病员 5.5 万余人次，外埠比例达 22%，病员来源实现了全国所有省市区全覆盖。医院专业技术人员占 90% 以上，其中高级专业技术人员 196 人，其中博士 106 人，硕士 328 人，博士硕士研究生导师 35 人，重庆市学术学科带头人 3 人，后备学术学科带头人 4 人，国务院政府津贴专家 9 人，重庆市有突出贡献的中青年专家 4 人。

医院拥有国家临床药物试验机构、国家博士后科研工作站、市级重点实验室、市级临床医学研究中心、市级专家工作室、市级协同创新中心、市级院士专家工作站、市级众创空间、重庆市肿瘤精准医学转化创新创业团队等国家级省部级研究平台 10 个；拥有国家级住院医师规范化培训基地、国家博士后科研工作站、重庆大学研究生联合培养点、广西医科大学研究生培养基地、重庆医科大学硕士联合培养点、重庆市护士规范化培训基地、重庆市肿瘤专科护士培训基地等教学平台 7 个。

按照重庆市战略定位及卫生区域规划，医院秉承"敬业、诚信、求实、创新"的院训与"向善向上、尚德尚学"的核心文化，积极构建以重庆市肿瘤医院牵头的"1515"区域肿瘤防治网，网内同质化建立肿瘤登记、科普宣教、早期筛查、规范诊疗、康复管理为一体的肿瘤完整诊疗服务链，形成"一网一链"区域肿瘤防治体系，引导人民群众正确认识肿瘤的防治诊治，不断创新理念与革新技术，提高医疗服务品质，努力建成国家肿瘤区域医疗中心，为人民群众提供全方位全周期健康服务。

# 目录

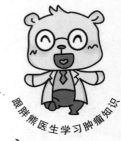

 **1 如何识别浅表肿瘤**

肿瘤防治科普丛书——

体表肿瘤

# 2 体表肿瘤的早期诊断

# 3 体表肿瘤的规范治疗

# 4 体表肿瘤的康复管理

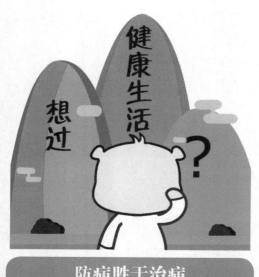

# 1

# 如何识别浅表肿瘤

## 什么是浅表肿瘤?

谈起肿瘤,人们立即感觉很恐怖,那是因为大家对肿瘤的认识比较肤浅。很多人以为肿瘤就是癌症,其实,肿瘤也分很多类型,有良恶性之分。其中恶性肿瘤才是我们通常所说的癌症,而日常生活中我们见到的大多数是良性肿瘤。如我们马上说到的浅表肿瘤,其治疗效果很好,大多数都可以达到完全治愈的效果,而且恢复快,医疗费用低。

浅表肿瘤就是生长在人体皮肤表面或皮肤深面的各种肿块。很多浅表肿块是在无意中摸到的,不痛不痒,生长缓慢,难以察觉。浅表肿瘤也分为良性与恶性浅表肿瘤,大多数是良性肿瘤,对人体健康影响不大。有的根本不需要治疗,有的只需要手术切除,肿瘤不转移,手术时容易切除干净,很少有复发。但有的良性肿瘤长得过大会影响美观、肢体功能;有的早期是良性肿瘤,时间长后会发生恶变成为恶性肿瘤,对人体健康造成影响。也有些浅表肿瘤一长出来就是恶性的,早期治疗效果较好。但往往很多患者,特别是一些老年人经常是一拖再拖,以为小包块没事,等到来医院时已经很大而无法进行简单手术治疗,或者合并有感染、广泛转移根本就不能手术切除了。

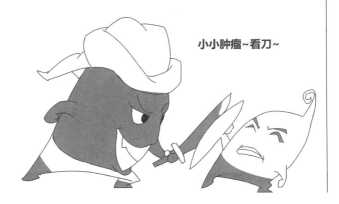

小小肿瘤~看刀~

# 认识浅表肿瘤

浅表肿瘤大部分是良性肿瘤，有一些是恶性肿瘤，通常老百姓很难判断良恶性，需要到医院就诊，请医生帮忙诊治。

## ◎ 浅表肿瘤可以分为哪些类型呢？

常常在看门诊时，身上长了包块的患者会问这样的问题：医生，我身上长的这些包块是"公瘤"还是"母瘤"呢？其实我们所说的肿瘤没有公和母之分。简单地说浅表肿瘤分为良性浅表肿瘤和恶性浅表肿瘤，具体分类如下：

● **良性浅表肿瘤**

良性浅表肿瘤包括囊肿性肿瘤（表皮样囊肿、皮脂腺囊肿、皮样囊肿、腱鞘或滑液囊肿），单发及多发性脂肪瘤，皮肤血管瘤，纤维瘤，各种痣，神经纤维瘤，皮赘，瘢痕，淋巴管瘤等。其占浅表肿瘤的绝大多数，治疗效果佳，医疗费用低。

● **恶性浅表肿瘤**

恶性浅表肿瘤有恶性黑色素瘤，皮肤癌（包括

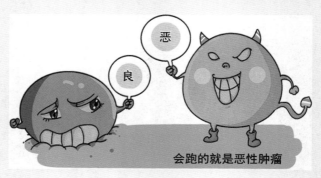

会跑的就是恶性肿瘤

基底细胞癌、鳞状细胞癌），浅表转移性肿瘤，隆突性皮肤纤维肉瘤，软组织肉瘤等。它们只占浅表肿瘤的少数，治疗效果较差，医疗费用要高一些。

## ◎ 什么是良性浅表肿瘤？

良性浅表肿瘤和恶性浅表肿瘤之间有啥区别呢？良性浅表肿瘤是指生长在人体皮肤表面或者皮肤下面很容易摸到的表浅肿块，呈膨胀性生长，生长比较缓慢，不会侵犯邻近的正常组织，一般不会恶变，很少复发，对身体影响小。良性肿瘤肿块表面有包膜，与周围组织分界清楚，生长有一定的"自限性"，有一定的自我约束机制，用手触摸可推动，手术时容易切除干净，摘除后不会出现转移，也就是说不会跑到其他部位去，很少有复发。良性肿瘤不转移，属于"钉子户"，所以只要手术切除肿瘤本身，基本就算治好了。

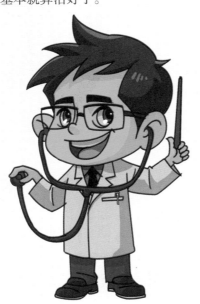

# 认识囊肿性肿瘤

囊肿性肿瘤包含多种体表肿瘤，例如常见的皮脂腺囊肿、皮样囊肿、腱鞘囊肿等，这些疾病几乎都是良性的。

## ◎ 什么是囊肿性肿瘤？

所谓囊肿性肿瘤，顾名思义，该肿瘤一定有口袋一样的皮包住的，包括表皮样囊肿、皮脂腺囊肿、皮样囊肿、腱鞘或滑液囊肿等类型。

## ◎ 什么是表皮样囊肿、皮脂腺囊肿？

这本来是两种不同的囊肿，但不是专业人员无法区别，看起来都差不多，临床表现及治疗方法也类似，是最常见的皮肤囊肿之一。部分病因尚不清楚，有些是起源于破坏的毛囊结构或外伤后表皮组织埋在里面形

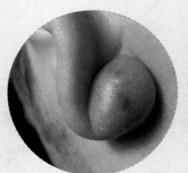

**耳后感染的皮脂腺囊肿**

成的，有的是灰尘堵塞及细菌感染引起皮脂腺导管阻塞，使皮脂腺排泄障碍淤积而成。可以发生于皮肤的任何部位，但以面部和胸背部更为常见。常常无症状，可见肿块中央有一小孔，挤压可挤出有难闻气味的囊内容物。囊壁破裂或继发感染可以发生剧烈的疼痛、红肿，甚至形成脓肿。由于其深浅不

4

一，内容物多少不同，因而其体积大小不等且差距很大，小的如米粒大小，大的如鸡蛋大小，甚至能随着时间的推移长到拳头大小。皮脂腺囊肿生长十分缓慢，但患者仍能感到其在逐渐增大。

**问**

为预防皮脂腺囊肿的发生，应注意哪些方面呢？

**答**

● 保持皮肤清洁，利于分泌物排泄。

● 皮肤瘙痒时，不能任意抓破，以免引起皮肤感染，破坏皮脂腺开口，导致皮脂腺分泌物潴留，促使皮脂腺囊肿形成。

● 不随便挤压皮肤小疖，尤其是面部，挤压后容易留下疤痕，而且危险三角区的皮脂腺囊肿经挤压感染的更容易造成颅内感染。

## ◎ 什么是皮样囊肿？

　　皮样囊肿属先天性肿块，其实是一种错构瘤（错构瘤是指机体某一器官内正常组织在发育过程中出现错误的组合、排列，因而导致的类瘤样畸形），常位于皮下，偶见于黏膜下或体内器官。

　　皮样囊肿起源于异位的胚胎上皮细胞，是胚胎发育早期（3~5周）在神经沟封闭时将部分皮肤组织带入的结果。囊肿位置不同，囊内可包含不同的成分，如毛发、牙齿、指甲和软骨样或骨样结构。该囊肿发病年龄早，多见于婴儿。可摸到直径1~4cm的皮下结节，其表面皮肤可活动，但基底常粘连固定，质地较软，有波动或面团样感觉。一般生长缓慢，最常见部位为眼周围。治疗方法为手术彻底切除。囊肿的基底若与骨面紧贴，宜连同该部骨膜一并切除。囊肿切除后，如有骨组织凹陷、缺损或变形等畸形，可进行后期组织移植，以恢复正常外貌。

## ◉ 什么是腱鞘或滑液囊肿？

腱鞘或滑液囊肿是发生于关节部位腱鞘内的囊性肿物，是由于关节囊、韧带、腱鞘中的结缔组织退变所致的病症。囊内含有果冻样或橙色、淡黄色的浓稠黏液，囊壁为致密硬韧的纤维结缔组织。多发于腕背和足背部。部分可能与慢性外伤有一定关系，

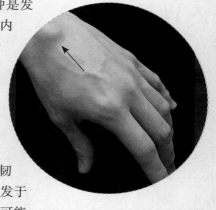

腱鞘囊肿（黑色箭头所示）

可以是受伤、过分劳损（尤其见于手及手指）、骨关节炎、一些系统免疫疾病，甚至感染也有可能引起。部分病因尚不清楚。

腱鞘囊肿可发生于任何年龄，多见于青年和中年，女性多于男性。腕部腱鞘囊肿常常是手长期使用鼠标，或者长期抱小孩会出现。囊肿生长缓慢，圆形或椭圆形，可突然出现，少数可自行消退，也可再长出。部分病例除局部可摸到肿物外，无自觉不适，有时有轻度压痛。多数病例有局部酸胀或疼痛，影响活动。囊肿大小与症状轻重无直接关系，而与

囊肿张力有关，张力越大，肿物越硬，疼痛越明显。

检查时可摸到一外形光滑、边界清楚的圆形或椭圆形肿块，表面皮肤可推动，无粘连，压之有酸胀或痛感。囊肿多数张力较大，肿块坚韧，少数柔软，但都有囊性感。囊肿的根基固定，几乎没有活动。

腱鞘囊肿治疗方法常见有两种，第一是保守治疗，也就是我们常说的封闭治疗，此方法治疗复发率较高，但创伤小，费用低，易于被患者接受，可作为首选治疗方法；第二是手术治疗，此方法创伤较大，费用较高，而且有较高复发率，只是较封闭治疗复发率明显较低。术后应避免关节剧烈活动，以降低复发率。

**问**

腱鞘囊肿应如何预防？

**答**

- 长时间使用电脑和鼠标的人群以及经常抱婴幼儿的人都容易患腕部的腱鞘囊肿，应每隔一段时间休息一会儿，变换姿势，并做局部按摩。
- 可以做些温和的手部运动以缓解疼痛，如旋转手腕这样的简单运动均可。
- 劳累后可用温水对患处进行热敷，使局部血流通畅。

常见的腱鞘囊肿有以下几种：

- **手腕部腱鞘囊肿**

多发生于腕背侧，最多见是球形，大小不等。少数在掌侧，可见掌指关节远端的手指屈肌腱鞘上，米粒大小，硬如软骨；腕管内的屈指肌腱鞘亦可发生囊肿，压迫正中神经，诱发腕管综合征。

● **足部腱鞘囊肿**

以足背腱鞘囊肿较多见，多起源于足背动脉外侧的趾长伸肌腱腱鞘。该部位的腱鞘是比较发达的，对于患者的穿鞋及行走有时候会造成一定的影响，甚至出现疼痛，一般是由于行走摩擦引起的。跗管内的腱鞘囊肿可压迫胫神经，是跗管综合征的病因之一。对于足部腱鞘囊肿来说，因手术后复发率太高，我们建议保守治疗。

● **腘窝囊肿**

腘窝囊肿指腘窝深部滑囊肿大或膝关节滑膜囊向后膨出的统称，引起膝后部疼痛和发胀，并可触及有弹性的软组织肿块。

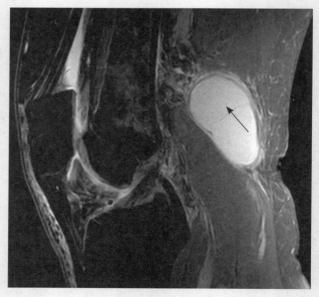

**腘窝囊肿 MRI 影像**（黑色箭头所示）

腘窝囊肿可分为先天和后天两种，前者多见于儿童，后者可由滑囊本身的疾病，如慢性无菌性炎症等引起。有部分患者是并发于慢性膝关节病变。老年人发病则多与膝关节病变，如骨性关节炎、半月板损伤等有关。

儿童与成人的腘窝囊肿有一定差别，儿童的常不与关节相通，极少合并关节内病变，一般可自愈。成人的常伴有关节内病变，手术切除囊肿的同时要治疗关节内病变，否则易复发。原则上腘窝囊肿均应切除，但手术后的复发率也较高。术前最好先充分检查，术后行直腿抬高及股四头肌练习。也可穿刺抽液，局部注射治疗，效果较好。

● **坐骨结节囊肿**

人体臀部的骨骼是由骨盆构成的，其中坐骨是构成骨盆的重要组成部分，坐骨可分为上下两个分支，在两支骨会合处有向后下凸起的粗隆，即坐骨结节，当人们采取坐位姿势时，坐骨结节恰好与凳

**问**

老年人应如何预防坐骨结节囊肿呢？

**答**

● 改善坐具。平时应选用较软的坐具，如沙发；也可在较硬的坐具（如木椅、硬板凳）上放置较厚的海绵垫、布垫等，以减轻坐具对坐骨结节的摩擦与对抗力。

● 讲究坐姿。坐时应避免跷二郎腿或长时间盘腿而坐，尽量是两侧坐骨结节均匀受力。

● 静中有动。每次坐 0.5～1 小时后站起来活动一下筋骨，并用手按摩坐骨结节部位 3～5 分钟，以促进血液循环。

面接触。在坐骨结节的顶端长有滑囊，滑囊能分泌液体，以减少组织间的摩擦与受压，是坐骨的保护性装置。因此，一般情况下人们不会感到有什么不适。

然而，老年人随着年龄的增长，体内的激素水平逐渐降低，皮下脂肪慢慢减少，肌肉及韧带渐趋萎缩，滑囊也随之发生了退行性改变。加上有的老年人体质本来就比较消瘦，又有久坐的习惯，特别是坐硬板凳容易使坐骨结节与坐凳"硬碰硬"，久而久之就会导致创伤性滑囊炎的发生。滑囊内出现充血、肿胀、浆液性渗出物增多，迁延日久积液就会变得黏稠、混浊、滑囊壁增厚、滑膜表面粗糙，最后形成了囊肿，早期可能是粉红色液体，后期就变得浑浊、黏稠。治疗上还是首选穿刺抽积液后注射泼尼松注射液作封闭治疗较好，当然也可手术治疗，但复发率较高，而且伤口还有久不愈合的可能。

## ◎ 体表囊肿的治疗有哪些常见误区呢？

体表囊肿的治疗中，有一些误区需要大家注意：

### 误区1：这些囊肿反正是良性的，没必要做手术。

对于皮脂腺囊肿来说，太小的可以先观察，尽量少刺激它，若发红可以用碘伏擦擦消毒；但超过黄豆大小的皮脂腺囊肿建议尽早手术切除，因为拖下去只会越长越大，甚至感染化脓，那就麻烦大了。

### 误区2：腱鞘囊肿只能手术治疗。

对于腱鞘囊肿，当医生的判断是基底较小、活动，明显影响功能或经保守治疗无效的则需要早期手术，但基地宽、未经过任何治疗的，以及腘窝、坐骨结节囊肿还是先行封闭治疗为好。

误区 3：腱鞘囊肿使劲挤压就好了。

患了腱鞘囊肿，一定要到正规医院明确检查治疗。有些人听信别人的传言，说腱鞘囊肿使劲挤压就好了。也许有的比较小的腱鞘囊肿可能挤压会消失，但是一旦复发肿块会变得更大。甚至有的误以为是腱鞘囊肿，但实际是腱鞘巨细胞瘤，使劲挤压后就会明显加快其生长速度。而腱鞘巨细胞瘤是偏恶性的肿瘤，生长速度快，手术后很容易复发。

误区 4：封闭治疗有害。

封闭治疗能帮助你缓解症状，提高你的生活质量，是对你有帮助的治疗。

## ◎ 什么是封闭治疗或打"封闭针"呢？

封闭治疗，老百姓俗称"封闭针"。

在临床上，对于像肩周炎、网球肘、腱鞘炎、滑囊炎以及腱鞘囊肿、滑膜囊肿等，非常常见。它们的发病机理不完全一样，却也有共同的病变，即软组织损伤和无菌性炎症，对此，医生常常选用封

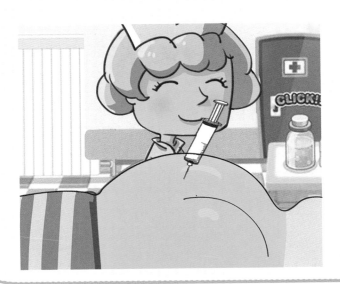

闭治疗，也就是所谓的打"封闭针"。但有的患者一听说打"封闭针"，就皱起眉头，连连摆手，马上拒绝。问其原因，原来是他们听说打了"封闭针"不能从根本上治病，只是暂时缓解症状而已。另外还怕打了"封闭针"后，从此老是要打，停了就不行。此外，还担心副作用大。

这些患者并不少见，那他们的担心有道理吗？

其实封闭疗法，就是将一定浓度和数量的激素和麻醉药物混合或者其他药物注射到病变区域。肌肉、关节、筋膜、肌腱以至椎管内等处都可以进行封闭注射。

## ◉ 激素是什么呢？

激素，是由人体的内分泌器官制造并能产生生理效应的活性物质。它的种类很多，如性激素、甲状腺素和胰岛素等都属于激素。但大家常说的激素是指肾上腺皮质激素，它在医学上应用十分广泛。既是过敏的克星，又具有免疫抑制的作用，还可对抗毒性物质。

## ◉ "封闭针"真的有效吗？

首先，封闭是一种行之有效的治疗方法，就如同其他任何治疗一样，是双刃剑，有好的一面，就会有副作用的一面。医生在使用的时候，常常要权衡利弊，即所谓辨证施治。

第二，封闭的药物不一定就是激素加麻醉药的配方，也可能是有用其他药的配方。

第三，封闭治疗一般一个疗程不要超过四次，而二、三次的封闭治疗，应该不会有什么大的副作用，或者基本可以忽略不计。

第四，对于肌腱、筋膜、骨膜、关节等方面的疼痛多为无菌性炎症所致，而这些情况导致的疼痛疾病除了使用封闭治疗之外，目前没有更多行之有效的治疗办法（当然也有像小针刀、蜡疗、按摩、拔罐、中药熏洗、针灸等，但这些治疗相比于打封闭针来说，效果要差得多）。

第五，医生在进行封闭的时候，一定是要严格掌握适应证，我们也要弄清楚，为什么要封闭？仅仅用于止痛吗？如果患者的膝关节属于退行性变导致的疼痛，或者是缺钙引起，那就是关节内注射玻璃酸钠或补钙就行了。

其实有很多的情况是做一两次封闭治疗就好了，所以如果有明确的适应证，封闭治疗是一种很好的方法，大可不必因噎废食。

## ◎ 打过"封闭针"以后是不是经常要打呢？会不会成瘾呢？

其实这类激素治疗并不存在成瘾性，但长期应用可产生习惯性及依赖性。

● 习惯性是由长期反复使用激素来缓解症状，形成条件反射，停药后即感到难受或恐惧，此时给少量激素后，症状便迅速消失。

● 依赖性是某些疾病使用激素治疗后，症状完全控制或部分缓解，突然停用激素或很快减少剂量，原病随即复发或者恶化，即所谓"反跳"现象。

这两种情况都是在长期、大剂量、反复应用激素后才会出现。医生应用封闭疗法，一般根据病情封闭一次或几次。每次间隔 7 ~ 10 天，一般连续不超过 3 ~ 4 次。如需继续注射，间隔时间很长，所用的剂量也很小。所以，自从使用这种治疗方法以来，很少有"老是要打"的现象。

## ◎ 打封闭针要注意哪些事情呢？

打封闭针需要注意的事项如下：

● 打"封闭针"时疼痛明显，这也是患者不愿意接受的原因之一。其实因为加了麻药，只是进针时会有点疼痛，过后就好了，等麻药过后的 1 ~ 2 天，局部疼痛可能略有加重，这些与药品刺激、局部压力增高有关，但很快就会消失。

● 皮质激素与其他所有药物一样，存在副作用。如向心性肥胖，体形改变，皮肤多毛，甚至使女性患者长出胡须；并可导致人体抗感染能力下降，伤口愈合速度减慢；还可加重胃肠溃疡，诱发高血压、精神病、骨质疏松、股骨头无菌性坏死等。但这也是全身长期、大剂量反复应用后才出现的现象，一般短期的局部封闭治疗，不会引起这些反应。为了安全起见，医生对于患有较重的高血压、胃肠溃疡、糖尿病、精神病等患者，需慎重使用。

● 为了防止感染，封闭注射应在正规医疗单位进行。封闭前严格清洗消毒，注射后观察 15 分钟，防止过敏反应和出血及其他情况发生，回家的当晚也不要打湿封闭的部位。封闭后 3 天内注意保持皮肤清洁，防止污染。

● 当然，与其他药物一样，激素也不是传说中的"灵丹妙药"。有的效果好，可能打一次就好了，而有的情况可能效果欠佳，必要时可配合其他方法治疗。如牵引、推拿、理疗、针灸、配戴腰围、口服或外用药物等，必要时改用手术方法治疗。

# 认识脂肪瘤

脂肪瘤是一种常见的体表肿瘤，也是一种良性肿瘤。不过，有时脂肪瘤需要和恶性脂肪肉瘤区别，这些疾病的诊治问题，最好到正规医院就诊。

## ◎ 什么是脂肪瘤呢？

脂肪瘤是浅表肿瘤里最多的肿瘤，常分布于皮下脂肪组织及肌肉层，圆形或成分叶状，黄色，是一种良性肿瘤，可发生于身体各个部位，有先天性、单纯性和多发性脂肪瘤之分。可发生在任何年龄，多见于成年人，女性多于男性。多发性脂肪瘤常常出现疼痛，又叫痛性脂肪瘤。深部脂肪瘤多沿肌肉生长，可深达骨膜，但很少侵犯邻近骨骼。

## ◎ 脂肪瘤的病因有哪些呢？

脂肪瘤病因目前尚不完全明确，西医认为和饮食摄入脂肪过多及自身脂肪代谢障碍有关，肥胖人群、糖尿病、血脂高的人群中脂肪瘤发病率高；中医认为和思虑过度、饮食不节、过度饮酒、经常熬夜、工作压力大等有关。

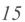

## ◉ 脂肪瘤有哪些表现呢？

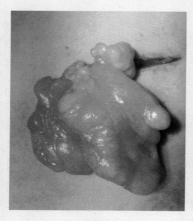

脂肪瘤

脂肪瘤大多可以直接摸到，呈圆形、椭圆形或成分叶状，质软，边界清，活动度好，按压无疼痛或轻微疼痛。可单发或多发，大小不一，常见于肩、背、腹壁等脂肪丰富部位。多发性脂肪瘤往往有家族性多人发病，好发于四肢、腰背部、腹部皮下，男性多见。肿瘤大小及数目不定，较一般脂肪瘤略硬，压迫时疼痛，因而称为痛性脂肪瘤或多发性脂肪瘤。大部分肿瘤不与表皮粘连，皮肤表面完全正常，基部较广泛。检查时以手紧压脂肪瘤基部，可见分叶形态。

## ◉ 脂肪瘤会发生恶变吗？

脂肪瘤发展很缓慢，大多对机体无严重不良影响，恶性变者很少。手术切下的脂肪瘤看起来像鸡油一样（如上图），对于单发的、较大的以及影响美观的脂肪瘤还是主张积极手术治疗。

## ◉ 按摩、挤压脂肪瘤会消失吗？

脂肪瘤的主要成分为脂肪及纤维组织，还有一些小血管。所以按摩和挤压并不能让它们消失，反而会造成出血、脂肪液化、加速脂肪瘤的增长或造成感染发生。

# 认识血管瘤

血管瘤是一种良性肿瘤，不仅见于体表，还可以发生在内脏。发生于头面部、颈部等血管瘤可能会影响美容。

## ◎ 什么是血管瘤？

血管瘤是由于胎儿发育过程中血管组织生长异常，以贮存循环血流为特点的局限性、多囊房的良性肿瘤。是婴幼儿常见病，多发病。新生儿期发病率为 1.1%～2.6%。1 岁以下婴儿期发病率最高，为 10%～12%。对于出生体重小于 1000g 的超低出生体重，早产儿发病率多高达 22.9%。而女性发病率更高，男女之比为 1∶2～5。血管瘤会发生在全身各个部位，15%～30% 为多发性；头面、颈部多见，占 60% 左右；四肢和躯干占 40%。

## ◎ 为什么会发生血管瘤呢？

血管瘤的发生原因及发病机制目前仍不清楚。根据目前研究，影响血管瘤发生的高危因素有早产（<37 周）、低出生体重、多次妊娠、体外受精。辅助生育技术，如试管婴儿、促排卵和绒毛膜检测会明显增加血管瘤的发生危险。前置胎盘、先兆子痫、高龄产妇在血管瘤患儿母亲中更常见。新生儿母亲年龄 >35 岁、儿童性别、黄体酮和过量服用多种维生素，与血管瘤的发生有明显相关性。

## ◎ 血管瘤的分类有哪些？

血管瘤可分为毛细血管瘤（占 65%），混合型血管瘤（占 20%），海绵状血管瘤（占 15%）。

● **表浅型或草莓状血管瘤**（也叫毛细血管瘤）

临床最常见，约占 65%。通常在出生时或出生后几周内发现，由真皮内增生、扩张的毛细血管构成。大多数是女性，可单发、多发。生长快，颜色鲜红或暗红，大小不一，边缘清晰，按压后褪色，放手后恢复红色。突出于皮肤表面，呈分

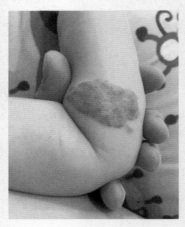

新生儿前壁上的血管瘤

叶状或小结节状，形似草莓。少部分幼儿 1 年内可停止生长或逐渐消退。

● **深部型**（海绵状血管瘤）

约占 15%，主要由增生扩张小静脉和血窦构成，血窦（毛细血管的一种类型）内充满静脉血，犹如海绵状，故命名为海绵状血管瘤。常见于头皮、颈部，多数生

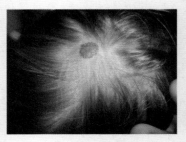

头皮上的血管瘤

长在皮肤内，也可在其他部位或内脏出现。当毛细血管瘤生长在皮肤下面时，局部可轻微隆起，但皮

肤表面正常。当生长在皮肤表面时可见毛细血管扩张，呈青紫色。

● **混合型血管瘤**

在身体同一部位出现草莓状血管瘤与海绵状血管瘤的混合体，约占 20%，早期仅见草莓状血管瘤，随瘤体生长扩展，皮下组织瘤体逐渐增生，局部组织明显隆起。混合型血管瘤生长速度快，受累面积广，在面部多影响容貌甚至毁容，在特殊部位多引起严重功能障碍。

● **卡波西样血管内皮瘤（KHE）**

属低度恶性肿瘤，呈浸润性生长，很少见转移。表现为新生儿或小婴儿皮肤及皮下淡红色硬块，常突然迅速增大呈紫红色或暗红色，常伴有明显血小板下降及凝血功能异常，治疗不及时可因 DIC（弥散性血管内凝血）死亡。

## ◎ 血管瘤有何危害性？

血管瘤的主要危害有：

● **直接影响美观**

大部分血管瘤，如果生长在头面部等暴露部位，都有异常的颜色表现出来，另外一部分血管瘤表现为凹凸不平的包块，这种异常颜色和包块影响外貌，造成患者很大的自卑心理，不愿见人。

● **容易破溃出血，且不容易止血**

血管瘤是由于畸形、增生的血管引起，一部分血管瘤由于受到摩擦，或异物刺激容易破溃出血，特别是婴幼儿草莓状血管瘤、海绵状血管瘤、混合型血管瘤常常是生长在皱褶部位，比如脖子、胳膊、腋窝、腹股沟、会阴等。

● **继发感染**

血管瘤破溃出血后，引起感染的情况不在少数，很多面积较大的婴幼儿，海绵状血管瘤或混合型血管瘤，破溃后创面经久不愈，而且引起周围组织坏死，给患儿家长造成负担，给患儿增加痛苦。

● **容易侵犯破坏周围正常组织**

血管瘤瘤体随着年龄的增长，其面积逐渐扩大，有的往皮下发展，有的往皮表突出。由于瘤体引起占位性病变，挤压或压迫了周围正常组织，引起正常组织的功能明显受限。

● **压迫神经、血管**

根据血管瘤的生长部位、大小、时间长短的不同，对人体造成的危害也不尽相同，严重时会危及生命。

◎ **婴幼儿血管瘤治疗的必要性有哪些？**

婴幼儿的血管瘤需要治疗，目前认为的理由有：

①现仍无可靠方法判断个体血管瘤的预后情况；

②3岁后消退的血管瘤40%～50%遗留各种后遗症；

③鼻尖、唇黏膜、头皮血管瘤很难自行消退；

④血管瘤增殖早期的干预能够影响最终的结果；

⑤血管瘤消退时间越早治疗可能就会越彻底；

⑥促使血管瘤由增殖期跳转至消退期，有利于保护面容及肢体功能；

⑦卡波西样血管内皮瘤和丛状血管瘤会引起K-M综合征；

⑧血管瘤的消退期（1～5岁）和消退完成期（5～10岁）持续时间较长，完全消退前所引起的外貌缺陷，常常会给患儿及家长带来长久的精神负担。

## ◎ 血管瘤如何预防呢？

看了前面的介绍及图片，各位一定想知道怎么能够避免小孩患上血管瘤吧。我们知道了血管瘤发生的相关因素，那么就要做好血管瘤的预防、护理工作，将伤害降到最低。要想避免宝宝出生后得血管瘤，准妈妈们就要做好以下几点：

第一、孕期不要食用含有雌性激素的药物、食物。有学者认为人体内雌性激素含量增多是诱发婴儿血管瘤的原因之一。

第二、保证愉悦的心情。对于婴儿血管瘤的预防，孕期妇女要保持良好的心情，不可易激易怒。日常生活中易激易怒的人容易诱发血管瘤发生，因此如果孕期易激易怒也可能增加婴儿出生时出现血管瘤的概率。这是因为孕期宝宝在胎盘内和妈妈是息息相关的。

第三、还要注意饮食营养均衡搭配，不能偏食，婴儿营养均衡搭配有利于增强宝宝的抵抗力及免疫力，使宝宝少患疾病。

第四、孕期妇女少吃辛辣、冰冷等具有刺激性的食物，以免刺激胚胎，影响胚胎的正常发育。根据研究发现刺激性食物能刺激胚胎的发育，有可能使婴儿血管等组织异常或发育畸形。

【特别提醒】

如果在婴儿出生时便发现孩子患有血管瘤，切勿拖延治疗时间，应及时到专业的医院进行就诊，听从专科医生意见。婴幼儿血管瘤如果在 3 岁以前治疗后消退，很少并发皮肤残留病变，留下残疾，甚至可完全恢复正常皮肤；而 3 岁以后则可能有 40%～50% 遗留各种后遗症。所以越往后拖，血管瘤生长越快，治疗难度也会增大，治疗费用更会随之增加，预后也更差。

# 认识纤维瘤

纤维瘤是一种由分化良好的皮下结缔组织构成的良性肿瘤。可分为软、硬纤维瘤两种。不同类型的纤维瘤，临床意义不同。

## ◎ 什么是软纤维瘤?

软者又称皮赘（软痣或颈部乳头瘤）。经常看到一些中老年人颈部、腋窝、腹股沟区等部位皱褶处皮肤表面长了很多芝麻或黄豆大小、颜色有点深的包块突出，形

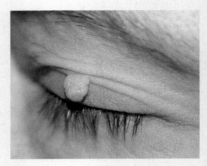

**软纤维瘤**

状也不规则，看起来好可怕啊！

这些皮肤褶皱部位突出像乳头带蒂的柔软赘生物，触之柔软无弹性，可随时间缓慢生长。若混有其他成分，则成为纤维肌瘤、纤维腺瘤、纤维脂肪瘤等。常常无明显不适症状，部分蒂较长而扭转者可能有疼痛感，也可发生炎症及坏死。

软纤维瘤病理上多由表皮包绕的真皮结缔组织组成，并非真性肿瘤，也无恶变风险。

### ● 治疗措施

较小的可以切除或剪掉，也可用电烧、冷冻、$CO_2$激光或三氯醋酸及纯石炭酸烧灼等物理或化学方法祛除。对较大有蒂的皮损，可以用手术线结扎

疗法，所以并不是那么可怕哟!

## ◎ 什么是硬纤维瘤?

硬纤维瘤又叫韧带样瘤、侵袭性纤维瘤，纤维较多、细胞较少，是一种少见的良性肌腱膜过度增生。病因不完全清楚，可能和创伤、内分泌以及结缔组织生长调节缺陷等因素有关。

硬纤维瘤可发生在全身各处肌肉腱膜和深筋膜等地方，摸着硬硬的，不痛，不活动，生长缓慢。多见于腹壁，也可发生于腹内及骨骼肌内。硬纤维瘤多发生于 30~50 岁，女性多见，也可见于青少年，发病率估计是每年 1 百万人口中出现 3.7 个新病例。硬纤维瘤的临床过程多变，不稳定、侵袭性生长或自然消退。硬纤维瘤不会向淋巴结及远处转移，局部复发主要是因为其浸润性生长的特性而不是由于卫星灶及跳跃转移。

【治疗措施】

本病治疗难点在于其浸润性生长和治疗后复发率高。常规治疗方式包括手术治疗、药物治疗、化疗、局部放疗等，目前也有聚焦超声消融治疗该病的报道。总之治疗该病时应综合考虑，不应盲目追求完整切除而严重影响关节或肢体的活动。

## ◎ 硬纤维瘤包括哪些类型?

### ● 黄色纤维瘤

因瘤体伴有内出血，含铁血黄素，呈深咖啡色故得名。好发于躯干、上臂近端的真皮层或皮下，常常是因为外伤或瘙痒后开始长出小皮疹。肿块质地较硬，边缘不清呈浸润感，容易误以为是恶性的。

如果瘤的大小超过 1cm、生长过快，应怀疑为纤维肉瘤，手术切除更需要彻底些。

● 隆突性皮肤纤维肉瘤

位于真皮层，突出体表，表面皮肤光滑，形似疤痕疙瘩。好发于躯干，低度恶性，有假包膜，切除后易复发，多次复发恶性程度增高，可以通过血液发生转移。所以对该类肿瘤手术切除应包括足够的正常皮肤和足够的深部相邻筋膜。我们在后面的章节还会重点讲到。

● 带状纤维瘤

位于腹壁，腹壁肌肉因外伤或产伤后修复性增

【特别提醒】

软纤维瘤、硬纤维瘤、纤维肉瘤都是因为组织细胞过度增生导致的疾病，但是它们的恶性程度完全不同。其中，纤维肉瘤是三种疾病中恶性程度最高的，医学上所说的"肉瘤"，其实和癌一样，都是恶性肿瘤。而硬纤维瘤和软纤维瘤则都是良性肿瘤，但硬纤维瘤比软纤维瘤更偏恶性。只是发生恶变的几率非常低，不到 1%。软纤维瘤只是一种单纯的良性肿瘤，手术切除后基本就没什么要担忧的了；而硬纤维瘤患者，手术后还需要继续关注复发问题，硬纤维瘤可以理解成一种介于良性与恶性之间的肿瘤，即交界性肿瘤。一般而言，反复手术刺激肿瘤或有过放疗等行为，可能会让硬纤维瘤发生恶变，导致纤维肉瘤的发生。

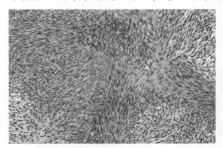

恶性纤维肉瘤的纤维图像

生所造成。虽然不是真性肿瘤，但无明显包膜包裹，必须完整切除。

## 纤维瘤的治疗原则是什么?

软纤维瘤宜早期手术切除，并适当切除相连之周围组织。硬纤维瘤更应行早期广泛切除。术后送病理检查以排除恶性情况，一般不需用药。

## 纤维瘤患者平常应注意些什么呢?

纤维瘤患者日常注意事项有：节制饮食，避免生冷、油腻饮食，禁忌辛辣食物，戒除烟酒。

注意保暖，避免着凉。注意个人卫生，勤洗澡，换衣。注意休息，避免剧烈活动，应劳逸结合，防止过度紧张和劳累（过度紧张和劳累可导致机体的代谢功能紊乱，抗病力下降，故劳逸结合，合理安排工作与休息非常重要。）

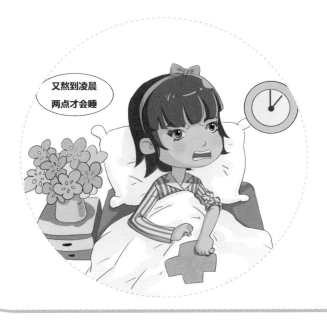

# 认识皮肤乳头状瘤

皮肤乳头状瘤是一种良性肿瘤，不过有时会恶变为皮肤癌，因此如果发现肿瘤形态、色泽、大小等，在短期内发生改变，应及时到医院就诊查明原因。

## ◎ 什么是皮肤乳头状瘤？

皮肤乳头状瘤顾名思义是长在皮肤表面，是表皮乳头样结构的上皮增生所致，可能向表皮下乳头状延伸，像乳头样、指头状甚至菜花状，它是一种良性肿瘤，但容易恶变成为皮肤癌（如阴茎乳头状瘤极易癌变为乳头状鳞状细胞癌）。

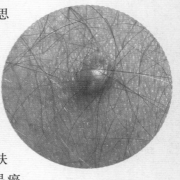

**皮肤乳头状瘤**

所以一旦发现应尽早手术完整切除。至于是否已经恶变需要经病理结果确认，仅凭外观是无法准确判断的。但是如果它突然加速生长，并且开始溃烂，那么这一定是已经开始恶变了。

【特别提醒】

该类肿瘤不但会向外突出，也会向内生长，所以很容易恶化，变成乳头状鳞状细胞癌。

# 认识皮肤的疣病

疣是一种病毒感染性疾病，即人类乳头状病毒感染，引起皮肤黏膜改变。一些类型的人类乳头状病毒还具有致癌作用，例如皮肤癌、宫颈癌等。

## ◎ 什么是皮肤乳头状疣？

皮肤疣属于病毒感染性疾病。我们先来了解一下什么叫做病毒感染性皮肤病？

所谓的病毒感染性皮肤病是指人类由于病毒感染引起的以皮肤黏膜病变为主的一类疾病。

疣是由人乳头瘤病毒感染所引起来的，人乳头瘤病毒简称为 HPV，它是一种 DNA 病毒，以往认为疣是慢性良性的疾病，但是最近发现 HPV 感

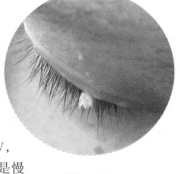

眼睑上的疣

染后有一部分人会导致恶性肿瘤，比如说出现皮肤癌、舌癌、宫颈癌等等，因此 HPV 感染引起了人们的高度重视。

传统的分类是根据疣的临床表现和部位，将疣分为寻常疣、扁平疣、跖疣、生殖器疣等等。我们知道，疣是由 HPV 感染引起的，HPV 主要是通过皮肤黏膜微小的破损进入到了细胞内，然后它进行复制、增殖，最后导致上皮细胞异常的分化、增生，从而引起上皮的良性赘生物。HPV 主要是通过直接或间接接触进行传染，比如说肛周、生殖器的疣大部分是通过性接触传染，外伤或皮肤损伤也是 HPV

感染的一个很重要的因素。比如说跖疣常常好发在足部的着力点部位。那么男性的胡须部位的疣常常是由于剃须而发生的播散。

皮肤疣可以发生在任何的年龄段，婴幼儿比较少见，随着年龄的增长发病率逐渐增高，到了青壮年时期达到了最高。发病高峰也就是在 16 ~ 30 岁左右。

## ◎ 皮肤乳头状疣需要治疗吗？

皮肤疣发病率高，但目前尚无确切的治疗方法。大多数病毒疣具有自限性，即病毒疣就算未行任何治疗，也能自愈。研究表明，2/3 的超过 2 年的病毒疣未经治疗而自愈。因此可以认为，不影响美观重要部位的无症状性疣无需治疗。然而，许多患者因疼痛或不适，美观的问题，或病变持续时间长而要求治疗。

## ◎ 皮肤乳头状疣常见治疗方法有哪些？

目前临床常见的治疗方法有如下几个：

● 水杨酸：水杨酸是一种有机酸，可去除感染人类乳头状瘤病毒的表皮细胞和软化表皮角质层相关病毒疣。治疗一般耐受性良好，水杨酸适合用于除面部以外的任何部位的皮肤。

● 冷冻治疗：目前常用液氮冷冻，冷冻疗法是另一种常见的治疗皮肤病毒疣的方法。它可直接破坏疣体并诱导继发性炎症。冷冻治疗的并发症包括疼痛、色素减退或色素沉着、起疱。

● 激光消融：二氧化碳激光和脉冲染料激光是

用于皮肤病毒疣消融的两种主要的激光方式。二氧化碳激光器通过水的汽化非选择性地破坏组织。脉冲染料激光的靶点为血管，普遍用于生长迅速的病毒疣。

● **手术切除**：优点在于彻底清除局部病灶，可做组织活检，对诊断不确定者或物理治疗效果欠佳者可采用。

## ◎ 什么是老年性色素疣？

老年性色素疣简称老年疣，又名脂溢性角化病、老年斑、基底细胞乳头瘤，是一种良性表皮性肿瘤，迄今确切病因不明。常常见于老年人，多长在额头、面颈部、头顶部等暴露部位。皮疹初为深浅不一的淡褐色或黄色的扁平斑片，进而缓慢增大、变厚，颜色渐渐加深，表面覆盖有油腻性厚痂或油脂性鳞屑。老年性色素疣在老年人中的发病率相当高，60岁

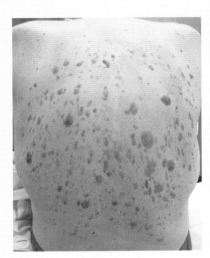

**老年性色素疣**

以上的患病率高达80%，80岁以上几乎可达100%。

该病发病率高，但值得庆幸的是该病极少发生恶变。如果出现原有色斑溃烂或者高出皮肤过于明显，则要担心发生恶变。

【特别提醒】

各位中老年朋友，多照照镜子，洗脸、洗澡时多注意观察皮肤情况，防患于未然。

虽然老年性色素疣病因未明，但是有统计数据显示该病发病率有年轻化趋势，且与饮酒及高脂饮食相关；而且紫外线对皮肤及色素细胞均有一定的损害作用；所以大家应避免过度饮酒及高脂饮食，同时外出时要做好防晒，才能减少发病的几率。

## ◎ 老年性色素疣需要治疗吗?

一般而言老年性色素疣无需治疗，但是如果局部色斑生长迅速或出现破溃、瘙痒等不适症状时需引起重视，积极治疗。

● 如果老年疣数量少可采取手术、激光或冷冻等物理方法予以去除；

● 如果色斑数目多，可外用 5- 氟尿嘧啶软膏促进色斑萎缩消退；有报道指出干扰素外用或静脉使用治疗老年疣也有较好的效果。

● 另外用维生素 A、E 胶丸刺破后涂于患处也可改善粗糙皮损及色素沉着。

● 中医中药进行全身调理亦能减少老年疣的发生，促进色素斑块的萎缩。

总之，一旦发现颜面部或其他部位出现这类色斑或皮肤损害时不能自行撕扯或抓挠，避免因破损出现局部感染或因反复刺激而造成恶变可能，而应该到医院就医，明确诊断后积极治疗。

# 认识皮肤的痣

痣本质是一种良性肿瘤，可出现在全身各处的皮肤。一些特殊的部位的痣，能够恶化为黑色素瘤，因此需要引起我们的注意。

## ◎ 什么是痣？

　　痣非常常见，几乎每个人皮肤表面都会长一些大小不等、颜色深浅不一的痣，老百姓常常叫做"痦子"。痣是人类最常见的良性皮肤肿瘤，分为很多种，比如色素痣、结缔组织痣、皮脂腺痣等。老百姓常说的"黑痣""痦子"，其实就是"色素痣"。它主要是皮肤或色素细胞增多形成的斑块。

**良性痣**

　　痣的发生可有多种原因，一种是先天性的，生来就有，随身体发育逐渐变大。另一种是后天获得的，我们身上长的色素痣，绝大部分都是这种，一般到学龄期后才逐渐出现，数量因人而异，直径一般不超过6毫米。以2厘米作为判断标准，小于2厘米为小痣，否则就是大痣。先天性的大痣需要格外留神，恶变几率较大。有人认为痣的发生与遗传因素和紫外线照射的环境因素有关。

## ◎ 医学上，痣分为哪几类？

按色素细胞位于皮肤的位置深浅不同可以分为：

● **皮内痣**

位于皮肤下面真皮层内，会在皮肤表面凸出，部分伴有汗毛长出，极少恶变。乳头瘤样皮损及几乎所有半球状和带蒂皮损均为该类型，好发于头面部及躯干，成年多见，至老年皮疹颜色可变淡变软。

● **交界痣**

色素细胞位于表皮和真皮的交界处，扁平，颜色为褐色或黑色，比皮内痣颜色深，可稍隆起于皮肤表面，边界清楚，颜色均匀一致，表面光滑无毛，成人很少，儿童多见。

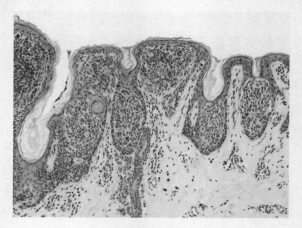

**交界性痣的病理图像**

【特别提醒】

交界痣如果受到外伤或局部摩擦等外界因素刺激会发生恶变。

● 混合痣

前述两种痣可同时存在，具有恶变倾向，如果色素痣突然变黑增大或者局部出现刺痒、疼痛、灼热、表面脱毛、破溃出血以及边缘出现卫星灶，均为恶变的倾向，应立即予以切除。

对于色素痣来说大多有一个很有趣的"成长"历程。一般来说，后天性的色素痣一开始是平的，呈黑色，这个阶段的色素痣称为交界痣。随着年龄增长，痣会慢慢鼓起来，呈黑色或淡褐色，这时称为复合痣。到了三四十岁时，痣又呈半球形隆起在皮肤表面，颜色不一定是黑的，有的可能和皮肤颜色差不多，中央还会有一根或几根毛发，这就为皮内痣了。不过，这个演变规律不一定适用于所有人，有些人生下来就是皮内痣，常见于眉毛内侧。

除了常见的色素痣以外，有些色素痣还比较特殊。蓝痣，呈灰蓝色或青黑色，多长在手背上；还有蒙古斑，有些孩子生下来屁股上就有发青的一块，但随着年龄增长会逐渐退去；太田痣也比较常见，多发生于眼睛周围，颜色发青。

其实，如果仔细观察，最常见的黑色色素痣颜色深浅也略有差别。究其原因，是痣细胞所在皮肤的位置不同，痣细胞在表皮里，痣是黑色的；如果在真皮里，痣可能偏蓝色，这和光线的折射有关。总之，痣细胞所在皮肤层越深，痣的颜色就越浅。

◎ 怎么来判断痣的好坏呢？

关于色素痣，老百姓往往存在两个误区。

误区一：一个痣的周围频繁长痣，这个痣肯定是"母痣"。

这一说法只是老百姓的想象而已，有新的色素痣发生其实是很正常的现象，除特殊部位的色素痣外，多数是安全的，不必诊治。除非周围几毫米内密集地出现新发的小痣，甚至溃疡出血时，应及时切除并做病理检查，排除恶变。

误区二：痣上长毛很不好。

这点需要区别对待，皮肤上本来就有毛囊，痣细胞下面的毛囊往往相对较大，长出来的毛也会相对长一点、硬一点，这是正常现象。

如果一个痣颜色较浅而且光滑，稍高出皮肤表面，形状规则，痣内还长了根汗毛，那么这种痣一定就是良性的了。不过，先天性色素痣面积较大时，其上常有毛发生长，严重的叫毛表皮痣，这种色素痣建议切除，因为有恶变的可能。

## ◎ 哪种痣会发生恶变呢？

外观不典型的痣可能变恶性，如很黑的痣、色素不平均、边缘不平整或者不规则、界限不明、左右不对称、直径大于 5 毫米。长在甲沟与指甲、肢端、口腔黏膜、结膜、阴道、包皮的痣比其他地方的痣变恶性黑色素瘤的机会较大。

## ◎ 哪些因素可能导致痣恶变呢？

对痣的分类最终是需要病理切片来明确的，但我们更关心哪些因素可能导致痣相对危险，恶变风险更高。简单来说痣恶变风险高低主要取决于两个因素：

● **自身因素**

皮内痣恶变几率很小，交界痣或混合痣恶变的几率就大得多，不同皮肤层次的痣有不同的外观特点。如果像前面所述，痣颜色不太深，而且光滑、形状规则，还是长了汗毛的，那么这颗痣多半就是恶变风险很低的皮内痣了；反之如果一颗颜色深得像黑墨，形状不规则或怪异而且并未凸出皮肤，那这可能就是一颗交界痣或者混合痣了。

● **外界因素**

当然不是每颗交界痣或混合痣都一定会恶变，那什么情况下会导致恶变呢？常见的比如强烈的紫外线照射或者受到了一些放射线的辐射、反复受压或摩擦、反复外伤或化学刺激都可能诱发其恶变。当然恶化成黑色素瘤也是一个长期的过程，那么恶化的征兆有哪些呢？比如前面提到过的痣颜色加深，表面变得粗糙，迅速增大，局部破溃或出血等等，所以当发生在掌跖、腰周、腋窝、腹股沟等易摩擦部位的交界痣和混合痣出现上述征兆时，应尽早到正规医院行手术治疗或者激光治疗。

【特别提醒】

如果发现痣有恶化的症状，一定要尽快到正规医院进行治疗。尽早发现，极早规范治疗才能为你的健康保驾护航。

# 认识神经纤维瘤

神经纤维瘤是一种来自神经纤维的良性肿瘤，包括神经鞘瘤和神经纤维瘤两大类。神经纤维瘤可以全身分布，严重影响美容。

## ◎ 什么是神经纤维瘤？

顾名思义，神经纤维瘤是以神经纤维为来源的良性肿瘤；因神经纤维的立体结构犹如电线一般，通常是由神经纤维的轴突作为导电内心，中间是绝缘的髓鞘（由施万细胞的细胞膜反复包绕而成），最外面是施万细胞剩下的细胞质和细胞核等成分构成的可以再生的神经膜。所以神经纤维瘤包含两大类即神经鞘瘤和神经纤维瘤。

## ◎ 什么是神经鞘瘤？

神经鞘瘤又称雪旺氏瘤，来源于神经鞘，也就

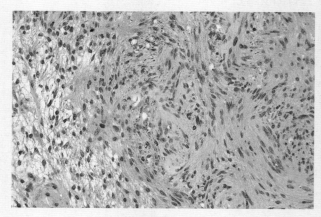

神经鞘瘤的病理图像

是神经纤维外面包裹的衣服。从细胞层面来讲由神经纤维中的施万细胞增生形成，肿瘤可为单发或多发；可发生于任何神经根或神经干上；发生在周围神经的神经鞘瘤多位于四肢。

头颈部神经鞘瘤主要发生在颅神经（由大脑直接发出的神经），比如听神经、面神经、舌下神经、迷走神经；其次可发生在头面部、舌部的周围神经。发生于交感神经的最为少见。

神经鞘瘤是一种生长缓慢的无痛性肿物，其临床表现与肿瘤的大小和生长部位相关，常为圆形或卵圆形，质地坚韧，多数可活动，较大的往往出现神经压迫症状，比如持续疼痛、有麻木感或电击的感觉。有的可以切除，有的不容易切除，复发率高，但神经鞘瘤恶变的很少见。

## ◎ 什么是神经纤维瘤？

神经纤维瘤起源于神经嵴（胚胎时期神经系统发育的一种过渡性结构）的施万细胞异常分化而形成。为一种生长缓慢的孤立性肿块，多发生在皮肤及皮下组织，可单发也可多发，常见瘤体呈结节状或息肉样，有的只有芝麻大小，有的如豌豆大小。部分患者感觉碰到后剧烈疼痛，如有疼痛症状可以门诊手术切除。

## ◎ 什么是多发性神经纤维瘤？

多发性神经纤维瘤又称冯雷克林霍增氏病，也叫神经纤维瘤病。是可以通过上一辈遗传的疾病，为常染色体显性遗传疾病。也就是说患者的双亲之一必定有此病，患者的同胞中有一半患此病，男女

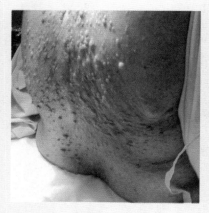

多发性神经纤维瘤

发病机会均等。患者子女中，有一半发病，即患者每生育一次，都有 1/2 的可能生出该病患儿。代代相传，即连续几代都有患者。但患者的临床表现可以轻重不同，医学上也称之为不完全显性。它是基因缺陷导致神经细胞发育障碍所致。常伴有皮肤牛奶咖啡色斑，形状大小不一，边缘不整齐，好发于躯干非暴露部位，全身及腋窝斑点也是特征之一。

该病有家族聚集倾向，可伴有智力减退、记忆障碍、癫痫发作和不明原因头痛、头晕。也可出现先天性骨发育异常，包括脊柱侧突、前突及后凸畸形、颅骨不对称、缺损及凹陷等，该病目前无特殊治疗方法，更不能彻底治愈。

治疗以对症支持为主，巨大肿瘤或有明显症状者可以手术切除，部分患者可行放疗，癫痫发作者可以行抗癫痫治疗。部分头部、臀部神经纤维瘤表现为象皮样肿，瘤体致密，手术难度大，手术后皮肤缺损大的常需要植皮治疗。

这类瘤可恶变为恶性外周神经鞘膜瘤，所以手术后标本应常规送病理检查。

患者下一代患该疾病风险较高，因此有必要做孕前遗传咨询，以达到优生的目的。

强调平时注意进行自我监测，如发现肿物短期内迅速增大，表明可能有恶变，应尽早到正规医院进行诊断治疗。

# 认识皮肤瘢痕

在我们的一生之中，皮肤难免会受到割伤、刺伤、划伤等，损伤的皮肤通过瘢痕修复，这是正常的生理现象。不过，有时瘢痕也会带来一些烦恼。

## ◎ 瘢痕是什么呢？

瘢痕俗称伤疤，在日常生活中，人们难免会受到各种各样的伤害，比如烫伤、外伤、手术切口等等，而造成不同程度的皮肤软组织创伤。创伤的愈合过程大部分是以瘢痕形成的形式完成的，也就是说，各种创伤的修复过程都可能留下瘢痕。

在创伤修复早期，瘢痕一方面会逐渐增生，外观表现为发红增厚，瘢痕下出现明显的毛细血管网，伴有发痒、疼痛等难受的感觉；另一方面又会不断收缩，造成挛缩及畸形。经过一个时期（几个月到几年不等），大部分瘢痕将会变软而薄，颜色也转为暗褐色。但是如果瘢痕的生长超过一定限度，就会发生外观的破坏甚至肢体功能的障碍，给患者带来巨大的肉体和精神痛苦。尤其是烧伤、烫伤、严重的暴力外伤等致伤因素遗留的大面积瘢痕。

通常情况下瘢痕形成后，仅有轻微的增生不会出现瘢痕过度生长，而后逐渐减退、成熟、静止，最终平整、柔软，接近正常皮肤，这些称之为正常瘢痕。极个别的瘢痕长时间或者过度增生，最终导致瘢痕明显高于皮肤表面，颜色呈红褐色，质地很硬与临近的正常皮肤差异巨大，部分还有痒、痛或紧绷感，有些瘢痕甚至会侵袭正常皮肤、挛缩畸形或反复破溃影响局部的正常功能，这些特殊的瘢痕通常需要治疗。

## ◎ 皮肤为什么会出现瘢痕呢？

事实上，瘢痕是机体的一种自我防御及自我修复机制，它是通过组织修复阻止外界对机体的进一步侵害，所以它的出现对身体是有利的。了解瘢痕之前，我们先简单了解皮肤的基本构造。

皮肤由外面的表皮及下面的真皮构成，表皮又分别由五层结构由外向内堆积而成，表皮层最下面一层为基底层。基底层细胞具有再分裂的功能，产生的细胞能够将表皮损伤完美修复不留任何瘢痕。

人体皮肤受到损伤，伤口只有深达真皮及皮下组织时，基底细胞层遭到了破坏，无法完美修复缺损的细胞才会产生瘢痕。

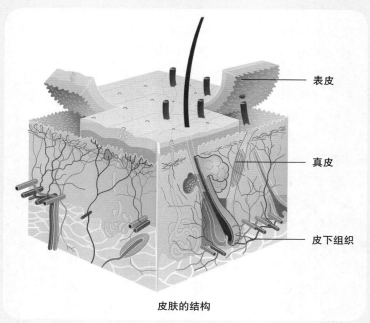

表皮

真皮

皮下组织

皮肤的结构

在皮肤的表皮里是没有末梢神经和毛细血管的，所以当皮肤出现伴随疼痛和出血的伤口时，就告诉我们伤口已经深达真皮甚至皮下组织，愈合后可能会遗留一定程度的瘢痕。

总体来说瘢痕组织并没有正常皮肤组织完美，主要表现在抗张力弱、触感差、吸水性不佳等方面，甚至可能因收缩导致局部的功能障碍，而且部分瘢痕会产生瘙痒、疼痛或紧绷感。

瘢痕的最终形态各不相同，有的很小很淡，几乎难以察觉，有的会明显的隆起或凹陷，还伴随着色泽和软硬度的改变，还有的甚至会越长越大，对关节的活动造成牵拉和限制。瘢痕最终结果的不同与多种因素相关，比如个人体质、皮肤损伤程度、伤口处理措施及愈合情况等。

## ◎ 瘢痕分为哪些种类呢？

### ● 表浅型瘢痕

临床上因为皮肤轻度擦伤或浅Ⅱ度烧伤或皮肤表浅感染导致真皮浅层的损伤，伤口愈合后形成的局限于皮肤浅表的轻度瘢痕。这种瘢痕一般无功能障碍，但外表与正常皮肤稍有不同，表面稍显粗糙或有色素的沉积或脱失。一般无需处理，随着时间的推移，瘢痕逐

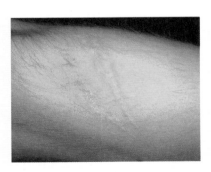

浅表型瘢痕

渐变得不明显，这种表浅性的瘢痕也是我们生活中最常见的瘢痕种类。

● 增殖性瘢痕

如果是严重的皮肤创伤（如手术或严重外伤造成的伤口、深Ⅱ度或Ⅲ度的烧伤），由于伤口深达真皮深层甚至皮下组织，正常的皮肤结构遭到破坏，因为没有正常皮肤结构的骨架引导，伤口组织修复变得无序和缓慢，最终会形成高于临近正常皮肤表面的凸起状瘢痕，这种瘢痕就是增殖性瘢痕。

如果出现了伤口异物的残留或者感染，情况将会更糟。因为异物或感染会不断地刺激巨噬细胞、成纤维细胞等炎症细胞的聚集，它们的聚集会导致纤维蛋白的过度分泌。

虽然纤维蛋白能修复伤口，但是这种过度的修复会导致增殖性瘢痕形成。所以在处理伤口时一定要注意预防伤口的感染和残留的异物刺激，这是防止增殖性瘢痕形成的主要措施。

这种增生性瘢痕发生部位多见于前胸，可能与呼吸运动的反复刺激有关。相反，背部的增殖性瘢痕较少见，这是由于背部平卧时经常压迫瘢痕促使其更早退化。

非功能部位的增殖性瘢痕一般不会引起严重的功能障碍，而发生于活动性关节的增殖性瘢痕，可妨碍关节活动。一般而言，伤口愈合6个月以后，这种增殖反应开始消退，增生的瘢痕组织开始改善，瘢痕逐渐变得平坦而柔软，痒痛肿胀的症状也开始消失。但增殖性瘢痕消退的具体时间因人而异，所以对于关节和面部的增殖性瘢痕可以通过手术来改善，以免造成更严重的功能障碍或心理负担。

● 萎缩性瘢痕

因伤口累及皮肤全层及皮下组织所产生不稳定

瘢痕组织，常见于大面积的Ⅲ度烧伤、皮肤撕脱伤、慢性溃疡等。这种伤口因为本身的皮肤及其附属组织（毛囊、汗腺及皮脂腺等）完全损伤或缺失，已经丧失了自我修复能力，最终的愈合是通过纤维蛋白收缩和临近皮肤的表皮细胞增殖爬行来修复。所以这类瘢痕组织表皮很薄，摸它有坚硬的感觉，具有很强的收缩性，会牵拉临近的皮肤，外力摩擦后容易破裂，经久不愈，从而造成活动性的障碍，晚期有癌变可能。

萎缩性瘢痕不像增殖性瘢痕凸起于表面，反而表面很平坦，其外面仅有一层萎缩的上皮细胞，下面有少量的结缔组织，瘢痕底层形成大量胶原纤维，粘连、牵拉肌肉、肌腱、骨骼、神经、血管，因而造成较增殖性瘢痕更为严重的挛缩性功能障碍。所以对于烧伤造成的较大面积的皮肤缺损，或者伤口的反复感染或慢性溃疡应当及早进行植皮手术，不要任其自己愈合，以免严重影响外观及功能且存在反复破溃癌变的风险。

● 瘢痕疙瘩

瘢痕疙瘩本质上与上述瘢痕完全不同，其外形类似于增殖性瘢痕，也是凸起于皮肤表面，但毛细血管丰富，实质上是发生于皮肤的纤维组织肿瘤。因为真皮内大量增生的纤维组织不断向周围正常皮肤扩张，最终形成蟹足样增生。在临床上瘢痕疙瘩颜色较红、坚硬、凸出皮肤表面，有时相连成带状。当受外伤刺激后容易并发炎症以及化脓性感染，甚至形成瘘管，经久不愈。也有小部分瘢痕疙瘩会停止向周围增殖扩张，痒痛症状减轻，慢慢色泽开始变淡，质地也开始变软。

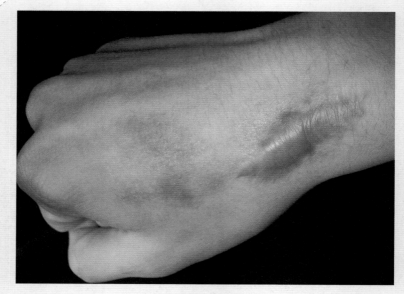

**瘢痕疙瘩**

　　瘢痕疙瘩一般不发生挛缩，很少引起关节功能障碍。一般在青少年人群中较易发，肤色深的人群由于含硫量高，也容易产生瘢痕疙瘩。而耳朵、上颈、肩部、上臂及胸部是其好发部位，经常见到一些姑娘在耳朵上戴上各种漂亮的耳环，确实很美丽，可是却有许多爱美的姑娘为此而付出了沉重的代价。一些瘢痕疙瘩患者会担心自己会发生癌变，相信这个话题大家都很关心吧，事实上这种癌变的转换几率很低，这种瘢痕是一种良性的皮肤纤维组织肿瘤，所以患者不要因此过分担心，但应注意防范和及早发现。如果影响外观或导致严重心理负担也应及时就医，寻求合适的处理方法。

# 认识淋巴管瘤

淋巴管瘤是一种先天性错构瘤性质的良性肿瘤，主要由淋巴管内皮细胞增生或淋巴管扩张而成，淋巴管瘤很少自行愈合，大多不会自行消退。

## ◎ 什么是淋巴管瘤？

淋巴管瘤是一种先天性错构瘤性质的良性肿瘤，主要由淋巴管内皮细胞增生或淋巴管扩张而成。多数直径小于5mm，多发生于婴儿或者幼儿时期，淋巴管瘤很少自己愈合，大多不会自行消退，可侵入邻近组织包括皮肤皮下组织等，全身均可发生淋巴管瘤。大多发生在头、颈、腋部，也可发生在脾脏、

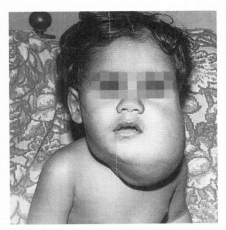

淋巴管瘤

肝脏、肠道等脏器器官，但增生的淋巴管生长有一定的限制性，不具备类似肿瘤细胞增殖及转移的特征。

## ◎ 淋巴管瘤有哪些类型？

### ● 毛细血管型淋巴管瘤

又称单纯性淋巴管瘤，非常少见，是由细小的薄壁淋巴管组成，多发生于皮肤组织，由充满淋巴液的淋巴管扩张形成。表现为凸出于皮肤表面的肿

块，无色、柔软、压迫时稍微缩小，无自觉症状，常见于面、颈部，破溃时可流出淋巴液，很少孤立存在，常为多个淋巴管瘤无规则地排列在一起。

● **海绵状淋巴管瘤**

是最常见的淋巴管瘤，常伴有纤维包膜，多发生于皮肤、皮下组织、肌肉和肌间结缔组织间隙，由充满淋巴液的多房性厚壁囊肿形成。表现为凸出于皮肤表面的肿块，局部组织肿胀变形，没有颜色、按压时无明显改变。有时可见微黄色透明刺泡样突出，发生于面颊和舌唇等黏膜组织；有时也可表现为类似淋巴结的皮下结缔组织团块，该类淋巴管瘤不能被压缩，一般不侵及皮肤，但可侵及黏膜，在黏膜表面形成许多绒毛状突起。

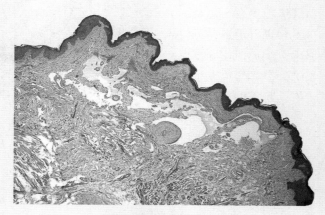

海绵状淋巴管瘤的病理图像

● **囊肿型淋巴管瘤**

俗称囊肿水瘤，也是构成淋巴管瘤最常见的类型之一，多发生于颈部、腋下、胸壁、腹壁及腹股沟等处，由充满淡黄色水样液体的多房性薄壁囊肿形成，表现为凸出于皮肤表面的大小不一的囊性包块，中央可摸到较硬结节，该病变一般界限清楚，有波动感，不能被压缩，穿刺可抽出淡黄色的液体。

## ◎ 淋巴管瘤有哪些表现呢？

多数淋巴管瘤表现为无痛性的包块，质地软，有波动感，破溃后可流出淡黄色液体。

除颈部囊肿型淋巴管瘤外，一般生长缓慢，通常没有自觉症状，但有时可能发生感染。

肢体的淋巴管瘤可以发生丹毒，多房性淋巴管瘤可以形成瘘管。如有感染及出血，可使肿瘤迅速增大，继发感染后常伴上呼吸道感染，最后引起败血症。

淋巴管瘤不同于血管瘤，不会自动消失，因此确诊为淋巴管瘤应尽早治疗。

## ◎ 淋巴管瘤有哪些治疗方法呢？

淋巴管瘤的治疗方法较多，除手术外，还有肿瘤囊液抽吸、抽吸后注射硬化剂、热疗、放疗等。一般认为，治疗方法应根据肿瘤的大小、部位、切除的复杂性以及操作的危险性决定。

# 认识恶性浅表肿瘤

我们的皮肤是由多种组织构成的，例如上皮组织、结缔组织、脂肪组织等，其间还有血管、淋巴管等，这些组织都有发生恶性肿瘤的机会。

## ◎ 什么是恶性浅表肿瘤呢？

恶性浅表肿瘤指发生在身体表面的皮肤、皮肤附件（如汗腺、毛囊等）、皮下组织等浅表组织的恶性肿瘤统一称为恶性浅表肿瘤。这些肿瘤不仅自己生长速度非常快，而且还可以跑到其他部位（临近部位或远隔部位转移），或者由其他部位跑到皮肤表面来（转移性浅表恶性肿瘤）。

癌症在英文里叫"cancer"，直译为"螃蟹"，形象地提示其"张牙舞爪"地生长、"横行霸道"地侵袭的特点。它的生长能力特别强，没有控制地生长。癌是恶性的，不管它发生在何处，是一种不能自制的并且呈侵袭性生长的新生物。癌症还有另外一个特征，即在导致肿瘤产生的因素被消除后，肿瘤仍继续生长而不自行消失。

很多癌症（比如肺癌、胃癌、乳腺癌等）转移一般首先到达颈部、腋下、锁骨上下或者腹股沟淋巴结，也有些直接转移到皮下组织中，这些情况所形成的浅表肿块手术是没法切除，或者切除后很快又会复发。

常见的恶性浅表肿瘤通常包括：皮肤基底细胞癌、皮肤鳞癌、恶性黑色素瘤、浅表转移性肿瘤、隆突性皮肤纤维肉瘤、脂肪肉瘤及其他软组织肉瘤等等。

## 什么是皮肤癌？

　　皮肤癌即来源于皮肤或长在皮肤里的恶性肿瘤，因肿瘤细胞的来源不同（包括来自表皮、皮肤附属器、皮下软组织、黑素细胞、皮肤淋巴网状组织、周围神经和造血组织等等）有不同的命名。那么，皮肤癌有哪些类型呢？依据肿瘤细胞的来源可命名为鳞状细胞癌、隆突性皮肤纤维肉瘤、基底细胞癌、恶性黑色素瘤等等。又分原发性癌和由其他部位转移至皮肤的继发性癌。

## 皮肤癌的发病原因有哪些呢？

　　皮肤癌的诱发往往是多种因素协同所致。其发生可能与以下因素有关：①曝晒与紫外线照射；②化学致癌物质，如焦油衍化物、沥青、苯并芘等刺激；③慢性刺激与炎症，如慢性溃疡、盘状红斑狼疮等；④放射线、电离辐射；⑤其他：如免疫抑制阶段，病毒致癌物质等等。

## 如何知道是否患上了皮肤癌呢？

　　皮肤癌的首先早期恶性病变是有预兆的，比如：

　　● 皮肤局部反复出现流血、溃烂或不对称性结节突起等症状；

　　● 经久不愈或有少量出血的溃疡；

　　● 往日射线照过的皮肤或旧的疮疤，窦道处出现溃破或有肿块突出时；

　　● 皮肤红色瘢痕很久不消退者。

出现上诉症状需要引起重视并及时去医院就诊，根据医师的细致查体和相关的辅助检查来确诊。

【特别提醒】
诊断恶性病变的金标准为组织病理学检查，但是病理学报告为阴性并不能完全排除恶性病变可能，因为每次取材可能存在一定概率未能获得恶性的肿瘤细胞，犹如江河里打鱼，不是每网都能捞到鱼的。

## ◎ 恶性黑色素瘤是什么？

恶性黑色素瘤是一种高度恶性肿瘤，多发生于皮肤，也可发生于肠道等内脏；虽然仅居皮肤恶性肿瘤的第 3 位（占 6.8% ~ 20%），其发病率在过去的几十年中正逐步升高，但其恶性程度很高，远处转移早，治疗效果差已成为皮肤恶性肿瘤的首位致死性疾病。

## ◎ 恶性黑色素瘤好发于哪些人群呢？

恶性黑色素瘤好发于 30 岁以上的成人和老年人，儿童很少见。起源于黑素细胞的恶性黑色素瘤多见于老年人，生长缓慢，恶性程度较低；起源于痣细胞者多见于年轻人，生长迅速，恶性程度较高，容易早期转移。

## ◎ 恶性黑色素瘤好发于哪些部位呢？

我国黑色素瘤常见部位首先为肢端型占 41.8%，即足底、足趾、手指末端及手指甲、足趾甲或甲下等部位。其次为黏膜型占 22.6%，即直肠、肛门、外阴、眼、口和鼻咽等部位。因此平时注意观察自己身体各部位是否出现新长的"黑痣"或者原有的"黑痣"是否迅速增长是很有必要的。

## ◉ 哪些情况可以引起恶性黑色素瘤的发生呢？

过度接受紫外线照射是皮肤黑色素瘤的明确病因之一。其次，长期慢性刺激，如烧伤、感染、刀割、绳勒、盐腌、激光和冷冻等局部刺激也可能与其发生有关。

所以在此提醒广大爱美人士注意防晒，减少激光美容和冷冻祛痣也能降低恶性黑色素瘤的发病概率哦。

## ◉ 恶性黑色素瘤有哪些表现呢？

一般来讲，黑色素瘤的症状与发病年龄相关。年轻患者一般表现为瘙痒、皮肤的颜色变化和界限扩大，老年患者一般表现为皮肤出现溃疡。一般小痣如出现逐渐增大，色素加深，四周出现炎症反应，色素向周围正常皮肤扩散

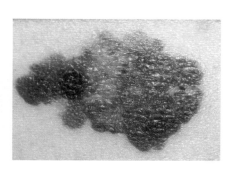

**恶性黑色素瘤**

或出现像卫星样的小黑点，就应该开始注意其是否发生恶变了。另外，如斑痣破溃出血，经常发生感染，发痒疼痛时，也应该引起重视及时就医。

## ◉ 什么是基底细胞癌?

它是皮肤癌常见类型。其发生转移率低，又称基底细胞上皮瘤，是发生在皮肤基底细胞层的肿瘤，分化较好，生长缓慢，有局部破坏性。多见于老年人，好发于手背及头、面、颈部等处。治疗效果较好。

## ◉ 基底细胞癌发病原因是什么呢?

可能与日晒密切相关。另外，大剂量放射线、烧伤、瘢痕等与本病的发生发展相关，所以大家在外出时需要做好防范日晒措施，防止疾病找上你。

## ◉ 如何得知自己是否患有基底细胞癌?

首先，该疾病好发于老年人的曝光部位，特别是颜面部，常单发，但也可散发和多发；其次，起病时常常无症状，初期多为基底较硬斑块状

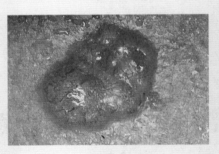

**基底细胞癌**

丘疹，有的呈乳头状隆起，而后破溃为溃疡灶改变，边缘隆起，底部凹凸不平，常无自觉不适。起先可发生边缘半透明结节隆起，继之渐扩大，成为侵袭

【特别提醒】

如当老年人颜面部或颈部等出现单发皮损，逐渐扩大不愈合时需要引起重视并及时就医。

性溃疡，随后中央开始破溃，结黑色坏死性痂，坏死区向深部组织蔓延，可达软组织和骨组织。

## ◎ 什么是鳞状细胞癌？

简称鳞癌，又称表皮癌，它也是常见的皮肤癌之一。癌细胞有不同程度角化，可以由角化病、黏膜白斑及其他癌前疾病转化而来。其生长较快，早期即形成溃疡。此疾病恶性程度较高，转移率也较高。多发生在 50 岁以上男性，常常见于面部、头皮、手背、前臂、下唇等处。该病早期发现治疗效果很好，如出现淋巴结或远处转移则治疗效果欠佳。

## ◎ 什么原因会导致鳞状细胞癌呢？

目前鳞状细胞癌的发生机制尚不明确，可能与紫外线照射、放射线过量照射、热辐射损伤、创伤性瘢痕（尤其是烧伤）、病毒感染、某些慢性皮肤病比如日光角化病、黏膜白斑等相关。

## ◎ 如何早期发现鳞状细胞癌呢？

如果您是 50 岁以上中老年人，在曝光部位出现暗红色硬结，以后发展成疣状损害、浸润，触摸较硬，常有溃疡、脓性分泌物、坏死组织及臭味，请立即到医院检查。本病生长较快，早期即形成溃疡。有的呈结节样、乳头状或菜花状，向深部侵犯较小，基底可移动，有的呈蝴蝶状，向深部浸润较明显，破坏

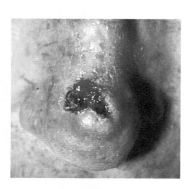

鼻部皮肤的鳞癌

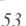

性大，常累及骨骼。鳞状细胞癌合并感染时有黏稠脓液，伴恶臭、疼痛，碰到后容易出血。鳞状细胞癌的恶性程度较高，很容易出现转移，多见区域性淋巴结转移。出现上述症状时需高度警惕，结合组织病理学可作出明确诊断。

## ◎ 什么是隆突性皮肤纤维肉瘤？

隆突性皮肤纤维肉瘤属于皮肤恶性肿瘤的一种类型，较基底细胞癌和鳞状细胞癌少见。它属于低度恶性。隆突性皮肤纤维肉瘤来源于成纤维细胞或组织细胞，生长比较缓慢。

此类肿瘤可发生于任何年龄，最常见于中年，男性稍多见，少数发生于儿童。本病来自纤维组织，故任何部位均可发病。很多发生在躯干及四肢，后面少于前面，头面部、颈部较少发生，手脚不受累。1 ~ 2 成患者发病前有创伤史。

病程进展缓慢，病期可长达 50 年。开始为隆起硬固肿块，其上发生多个结节，皮面稍微凹陷，瘤周围皮肤淡蓝红，后来可出现淡红、暗红或紫蓝色单结节或大小不一的相邻性多结节生长，隆突性外观，可突然加速生长、表面破溃。少数瘤体见有点状色素，被称为色素性隆突性皮肤纤维肉瘤或 Bednar 瘤。很少广泛播散，多为局部侵袭，转移的很罕见。通常与

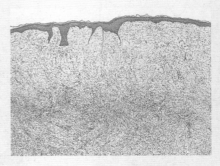

隆突性皮肤纤维肉瘤的病理图像

上面表皮附着，而很少与深部组织附着。一般无自觉症状。个别有轻度或中度疼痛。肿瘤增大导致疼痛明显。轻度外伤后可破溃出血。确诊要依靠组织病理学、免疫组织化学检查。

此瘤除隆起表面外，也可作侵袭性生长，侵及皮下组织。如切除不干净，局部可复发。虽然也有转移到肺、腹、脑、骨质或附近淋巴结者，但不常见，而且仅出现于晚期，往往是局部多次复发的结果。转移期为 1 ~ 33 年。

## ◎ 隆突性皮肤纤维肉瘤如何治疗？

隆突性皮肤纤维肉瘤的一般的处理方法是，早期较彻底的手术切除尚有疗效，保证周围组织和基底部绝对没有肿瘤残留，因为如果一旦有残留，复发的几率非常的大，而且每次复发，肿瘤的生物学行为都会更恶性一些，多次手术对自身也是伤害，化疗对该肿瘤不太敏感，晚期手术切除不干净，容易复发。但也只有做手术治疗。

## ◎ 什么是软组织肉瘤呢？

软组织肉瘤是来源于骨外软组织，如脂肪、筋膜、肌肉、纤维、淋巴及血管等的恶性肿瘤。约占全部成人恶性肿瘤的 1%，约占儿童恶性肿瘤的 15%，较早出现血行转移，肺转移较常见，易复发。

软组织肉瘤可发生于任何部位，约 75% 的病变位于四肢（最常见于大腿）。依次为躯干、头颈、上肢，后腹膜也可出现脂肪肉瘤和纤维肉瘤。本病中老年人发病率较高，好发年龄在 30 ~ 50 岁，无明显性别差异。

软组织肉瘤多为恶性，最常见的是多形性未分化肉瘤，占 25%～35%，其次为脂肪肉瘤，占 25%～30%，平滑肌肉瘤占 12%，滑膜肉瘤占 10%，恶性周围神经鞘膜瘤占 6%。不同年龄肿瘤类型有所不同，滑膜肉瘤多见于青年人，脂肪肉瘤和平滑肌肉瘤多见于中年人，多形性未分化肉瘤则多见于老年人。

## ◎ 软组织肉瘤的病因是什么？

软组织肉瘤不是单一的因素所致，与先天畸形、家族性遗传因素（NF1、Rb、p53 等基因突变）、异物刺激、创伤、内分泌、环境因素（放射、化学药物）等有关。

## ◎ 软组织肉瘤有什么症状呢？

常常是无意间触摸到大小不等、形态不规则、软硬不同的肿块。

软组织肉瘤多为逐渐增大的无痛性肿块，可持续数月或一年不等。若肉瘤生长较快，常伴有钝痛。肉瘤出现疼痛，常常提示预后不好。部分患者存在神经受累，可出现神经压迫症状；如果关节受累，可导致关节活动受限或局部畸形、局部感染、皮肤温度升高、胸腹水、区域淋巴结肿大等。

因此，患者如果发现身上有肿块时，应积极自我检查，要明确肿块的大小、部位、活动度、质地等怎么样。比如，肿瘤中纤维、平滑肌成分较多者则质地较硬，血管、淋巴管及脂肪成分较多者则质地较软。生长部位表浅的活动度较大，生长部位较深或周围组织浸润的肿瘤，其活动度较小。纤维源性肉瘤多发于皮下组织；脂肪源性肉瘤多发生在臀部、下肢及腹膜后；间皮瘤多发生于胸、腹腔；平滑肌源性肉瘤多发生于腹腔及躯干部；滑膜肉瘤则容易发生在关节附近及筋膜等处。有的甚至破溃、出血伴或不伴疼痛。

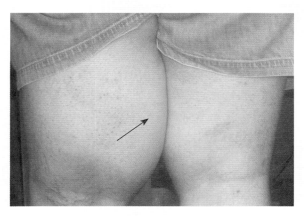

右侧大腿发生的脂肪肉（黑色箭头所示）

【特别提醒】

＊ 发现肿块较大（特别是超过 5cm），伴有疼痛、淋巴结肿大、局部温度高于周围正常组织的需警惕软组织肉瘤。如果发现这些情况，必须要马上就医，以免耽误病情。

＊ 软组织肉瘤临床病程短，较早可出现血行转移，同时可沿淋巴道转移，滑膜肉瘤、横纹肌肉瘤常有区域淋巴结肿大，有时融合成团，治疗后易复发。

◎ 为什么一些恶性肿瘤会转移到浅表来呢？

　　恶性肿瘤细胞是正常细胞在多原因、多阶段与多次突变所引起的一大类疾病，其特点表现为代谢旺盛，细胞分裂周期短，增殖比正常细胞快，生长迅速，无限制、无止境地增生，消耗患者大量营养物质，释放多种毒素，导致恶病质。

早期恶性肿瘤多无明显全身症状，发现时常出现肿瘤转移，预后不良。究其原因，恶性肿瘤并不是像良性肿瘤那样有个完整的包膜把肿瘤包在里面，它没有包膜，所以生长呈浸润性、易转移。打个比方，如果正常组织是土地，那么恶性肿瘤就好像树根，而且是小分支很多的树根那样扎在土地里。由于这样，有些肿瘤细胞就比较容易从瘤体上脱落，随着血液、淋巴液漂浮，到了一个血流相对缓慢的地方停止不动，这样就形成了转移。而浅表组织有丰富的血管及淋巴系统，故恶性肿瘤很容易转移到浅表来。

## ◎ 哪些部位可能发生转移的肿瘤呢？

恶性肿瘤常容易通过淋巴结、血行、种植方式发生转移，不同的恶性肿瘤细胞有不同的"喜爱"扎根的地方，也就是肿瘤转移的部位有规律可循。如直接蔓延到邻近部位；由近及远转移到各级淋巴结，也可能超级转移；或因癌阻碍顺行的淋巴引流而发生逆向转移；癌细胞进入血管随血流转移至肺、肝、骨、脑等处，形成继发性肿瘤；瘤细胞脱落后种植到另一部位，如内脏的癌播种到腹膜或胸膜上。

肿瘤细胞最喜爱安新家的部位是肺和肝。到肺安新家的外来者从多到少依次为乳腺癌、肝癌、胃癌、卵巢癌；到肝安新家的外来者从多到少依次为乳腺癌、大肠癌、卵巢癌、胃癌；全身多处安新家的是肺癌、胃癌、乳腺癌；宫颈癌、膀胱癌、食管癌不大"愿意"外跑，主要在原地生长等。

## ◎ 皮肤或皮下浅表转移性肿瘤有哪些表现？

皮肤或皮下浅表转移性肿瘤是内脏肿瘤广泛转移到皮肤的部分，主要通过针吸细胞学检查或手术活检明确诊断。它转移的发生率虽然较其他脏器的转移率低（仅 5%～10%），但任何内部脏器的肿瘤都可经过血液循环或淋巴通道转移至远处相应区域皮肤，所以皮肤转移性肿瘤在临床上并不算少见。它的好发部位有：前胸部、腹部、头颈部。其中，腹部和头皮常常为内脏肿瘤以转移性皮损为首发症状时的好发处。

皮肤转移性肿瘤最常见的临床表现为皮肤或皮下结节，其色泽可与正常皮肤颜色相同，也可为红色、淡红或紫红色，其质地比较硬或偏韧。结节可与皮下组织粘连，少有破溃。皮肤转移性病变通常出现在原发肿瘤诊断后，其病理形态与原发肿瘤相似，多是恶性肿瘤已达到晚期的临床表现，所以我们对发现出现在皮肤上的结节、肿块一定要引起肿瘤患者的高度重视。尤其是那些只有皮损表现，以转移癌为首发症状的恶性肿瘤患者。

皮肤转移性肿瘤的发生部位与原发肿瘤间存有一定的关系，如头皮转移最常见于肺、胃及肝癌；面部转移经常源于口腔癌；胸部转移则多见于乳腺癌和肺癌；而结肠癌多发于腹部皮肤转移或会阴部及耻骨区域皮肤转移。皮肤转移往往提示肿瘤已达晚期，治疗上，首先需针对原发病灶，对皮肤的局部肿瘤可以给予手术切除、放射治疗、激光治疗等处理。

# 认识浅表淋巴结肿大

浅表淋巴结肿大是常见的症状或体征，通常的原因是炎症、结核和肿瘤，医生为了查明原因，会为你安排完善很多检查，包括淋巴结活检。

## ◎ 什么是浅表淋巴结？

说到淋巴结肿大，我们必须先来了解淋巴结是怎么回事。淋巴结是人体最为重要的一种免疫性器官，是接受抗原刺激产生免疫应答反应的场所，有过滤、增殖和免疫作用。正常人体浅表淋巴结很小，常常在头皮、颌下、颈项部、耳后、腋下、肘部、腹股沟等处存在，一般也不容易摸到。有时能够摸到，其直径多在 0.5cm 以内，表面光滑、柔软，与周围组织无粘连，无压痛的肿块。当然，除了浅表的淋巴结，人体深部还有大量的淋巴结存在，就不在这里赘述。

## ◎ 浅表淋巴结肿大是怎么回事呢？

浅表淋巴结肿大是指存在于表浅部位（如颌下、颈项部、耳后、腋下、腹股沟）等处的淋巴结在发生炎症时，因细菌及其毒素刺激而肿大，可以用手明显触及，常伴有疼痛的症状。其发病原因较多，当身体某一部位发生感染，细菌随淋巴液经过淋巴结时，可相应地引起淋巴结群的肿大和疼痛。在身体患恶性肿瘤时，也常沿淋巴管转移，并停留在淋巴结内分裂增生，致使淋巴结肿大。

浅表淋巴结肿大非常多见，可发生在任何年龄段的人群，是淋巴结内部细胞增生或肿瘤细胞浸润而体积增大的现象。人们常常在头皮、颈部、项部（颈部后面）、锁骨上窝、腋窝、肘部、腹股沟等多处摸到单个或多个肿块，这些肿块有的是淋巴结肿大，也有的是其他情况。可见于很多种疾病，有些是良性的，包括各种感染、结缔组织病和变态反应；也有些是恶性的，包括原发于淋巴结的恶性肿瘤或其他部位恶性肿瘤的淋巴结转移；也存在介于良性与恶性之间的，包括血管原始免疫细胞性淋巴结病和血管滤泡性淋巴结增生症等。

【特别提醒】

对于浅表部位发现肿块是因为淋巴结肿大的话，必须要及时到医院就诊、确诊，以免误诊、漏诊，这是非常重要的。医生根据淋巴结肿大——"烽火台"报警，一般就可弄清淋巴结肿大的原发病灶。必要时还应当进行查血、彩超、穿刺、甚至手术后做病理化验等检查。这样"顺藤摸瓜"和综合分析，躲在背后的病魔自然会原形毕露。

## ◎ 淋巴结肿大的常见原因是什么？

### ● 淋巴结炎

淋巴结炎其实并不是肿瘤，它是因为附近器官有感染，细菌沿淋巴管侵入淋巴结所引起的，人体抵抗力下降时容易患病。根据患者起病的缓急、病程的长短，将它分为急性淋巴结炎和慢性淋巴结炎。

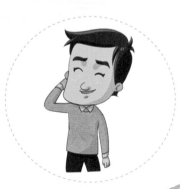

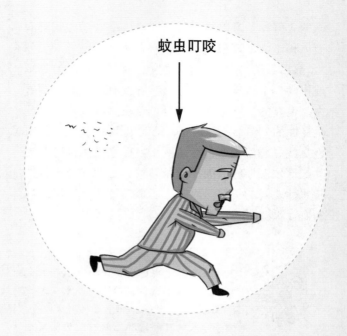

蚊虫叮咬

（1）急性淋巴结炎：主要是细菌、病毒、立克次体等微生物感染引起。如急性上呼吸道感染会引起下颌、颈部周围淋巴结肿大；头部疖肿会引起耳后、颈部淋巴结肿大；急性蜂窝织炎会引起附近淋巴结肿大，如手部或前臂的会引起同侧肘部、腋下淋巴结肿大，下肢的会引起同侧腹股沟淋巴结肿大；传染性单核细胞增多症、恙虫病等会引起全身多处淋巴结肿大。这些淋巴结肿大其实就是急性淋巴结炎，当我们摸到这些包块时会出现压痛，但这些包块往往能活动，常常为多发，大小不一，一般不会超过蚕豆大小。一旦炎症经过治疗控制后，这些肿大淋巴结就会消失或变得很小不易摸到；若炎症未能及时控制治疗，严重者可因淋巴结互相粘连形成脓肿，导致败血症的发生。

（2）慢性淋巴结炎：多数有明显的感染灶，如一些细菌、真菌、蠕虫、衣原体等引起的慢性感染或由螺丝菌病、丝虫病、性病性淋巴结肉芽肿、梅毒、艾滋病等引起。常表现为局限性的淋巴结肿大，肿大的淋巴结有疼痛及压痛，一般直径不超过2~3cm，抗炎治疗后会缩小；常常位于颌下、颈部、腋下、腹股沟等处。如腹股沟慢性淋巴结炎一般由慢性泌尿系感染、慢性盆腔炎、前列腺炎或下肢的慢性皮肤疾病等引起。

● **淋巴结结核**（也叫淋巴结核）

多见于青壮年，多发，大小不一，往往会超过蚕豆大小，有的腋下会达到鸡蛋大小。常常在颈部、项部、锁骨上下窝、腋下、肘部触摸到，常呈串珠状，质地中等，可以活动，无压痛或轻微压痛。病情较重时，数个淋巴结互相融合成团。常伴发肺或者其他器官的结核病史，或者和结核患者有过密切

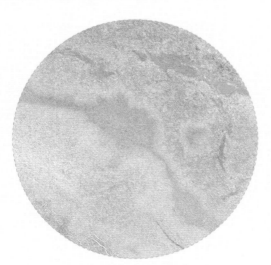

猫抓病引起的淋巴结病变的病理图像

接触史。病变为原发性或继发于肺、腹腔、骨等病灶，病程长，局部症状轻，大多有结核杆菌感染存在。

病程中往往有结核的一些表现，如低热、中午后或夜间盗汗、全身无力，消瘦等症状。随着病情的进展，淋巴结中心因出现坏死、组织溶解变软、液化，肿块可有波动感，皮肤破溃后常有稀薄脓液流出，伤口经久不愈。

● 猫抓病

猫抓病是由于叫汉赛巴通体的棒状小杆菌存在于猫的口咽部，跳蚤是猫群的传播媒介。人通过猫的抓伤、咬伤或人与猫密切接触而转移到人体，引起人体感染。

患者常常有接触猫的病史，秋冬季节多发，男性多于女性。该病潜伏期一般10天到1月，少数的可以几个月乃至一两年。

人被猫轻微抓伤3～10天后，患者在抓伤处出现皮肤损伤，2周内产生局部淋巴结肿大，常常为

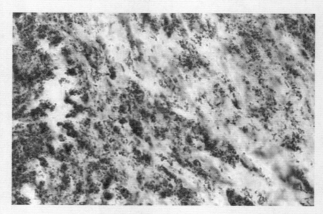

血培养里面的汉赛巴通体（黑色颗粒），实际是一种变形杆菌

单侧性，表现为抓伤侧的肘部、腋窝、颈、颌下或腹股沟淋巴结肿大。淋巴结起初结实而柔软，有压痛，逐渐长大，继续发展会变得有波动感形成脓肿，可有液体流出并形成瘘管。患者可伴有发热、乏力、头痛、厌食的全身症状与淋巴结肿大可同时出现。

● 恶性肿瘤引起

（1）恶性淋巴瘤：包括了霍奇金淋巴瘤（Hodgkin 病）与非霍奇金淋巴瘤。它们的临床表现绝大部分都是在身体浅表部位出现了肿块，人们因为摸到它才就诊的。这些肿块常常在颈部、锁骨上、腋下触摸到，也有少部分在腹股沟摸到。一般不会疼痛，随着时间的延长逐渐增大，质硬，有的可能是单独一个，也有的是融合在一起的。如果进一步检查，还会在胸腔、腹腔深部发现更多肿大的淋巴结。要是这些肿大的淋巴结继续增长，就会压迫附近器官、组织，造成它们的功能障碍，如压迫食管导致吞咽困难、压迫气管出现咳嗽、胸闷、呼吸困难等。其早期少有全身症状。晚期会出现发热、盗汗、全身

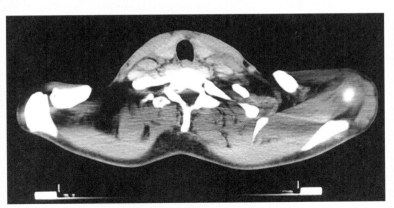

一位霍奇金淋巴瘤的颈部 CT 提示左侧颈部淋巴结肿大（红色阴影部分）

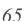

无力、消瘦等症状，经抗炎、抗结核治疗无效。

（2）白血病：包括了急性淋巴细胞性白血病、急性非淋巴细胞白血病、慢性淋巴细胞性白血病、慢性粒细胞性白血病、浆细胞白血病等。这类疾病往往也伴有浅表的淋巴结肿大，但常常是全身症状更明显，如持续发热、感染经久不愈、出血、贫血、骨和关节疼痛、肝脾肿大等。

（3）肿瘤转移：原发癌灶绝大部分（85%）是在头颈部的，尤其以鼻咽癌和甲状腺癌的转移最为多见。锁骨上窝转移性肿瘤的原发癌灶多在胸腹部（包括肺、纵隔、乳房、胃肠道、胰腺等）；但胃肠道、胰腺癌肿的颈部淋巴结转移，经胸导管多发生在左锁骨上窝。

● 淋巴结反应性增生

这类疾病比较少些，但为淋巴结最常见的良性增生，常因各种损伤和刺激引起淋巴结肿大。如坏死性增生性淋巴结病、血清病及血清病样反应、变应性亚败血症、系统性红斑狼疮、风湿病等，也可以出现浅表的淋巴结肿大，但往往还会有其他更多的伴发症状，如发热、皮疹、胸腹水、肝脾肿大等。此类患者淋巴结肿大可最终转化为恶性淋巴瘤，如血管滤泡性淋巴结增生、血管免疫母细胞性淋巴结病等，这些情况应早日行淋巴结活检进行鉴别，并长期观察随访。

● 组织细胞增生及代谢异常

这类疾病少些，如朗格汉斯组织细胞增生（多有肺部侵犯伴有干咳、活动后气促）、脂质沉积病（多有家族遗传，伴有精神状态异常，智力减退、表情淡漠，视力及听力障碍）、结节病（肉样瘤病为坚实无破溃又无自觉症状，大多侵及黏膜、淋巴结、骨骼及身体内部器官）上述疾病也可以出现浅表的淋巴结肿大。

## ◎ 怎么预防淋巴结肿大呢？

● 养成良好的生活习惯，保持良好的心态，稳定的情绪，拥有健康的饮食习惯，平时多吃水果蔬菜等。

● 加强锻炼，提高自身免疫力，减少感冒及感染的发生，尽早发现一些潜在感染，比如头面部皮脂腺囊肿的感染，避免和结核患者密切接触。

● 必须在重油烟处工作的人，尽量保护好自己，比如戴上口罩，定时出去呼吸一些新鲜空气，

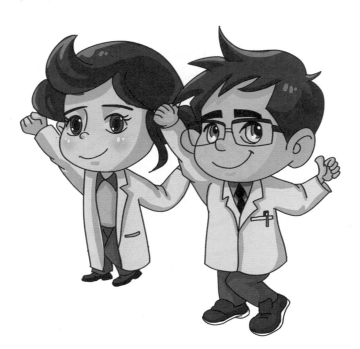

每年至少做一次检查等。

● 远离烟雾、酒精、药物、辐射、农药、噪音、挥发性有害气体、有毒有害重金属等。

● 家养有猫狗的要特别注意，平时勤给它们洗澡。如不小心被抓伤要及时使用碘伏消毒或者到医院检查治疗。

● 如确实发现肿大的淋巴结一定要早期到医院检查，好作出明确诊断，以便及时治疗。

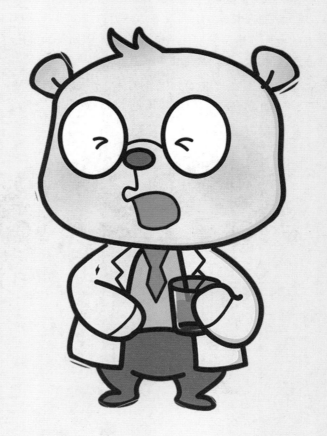

# 2

# 体表肿瘤的
# 早期诊断

　　其实长在人体皮肤表面的肿块很容易就能发现，比如：各种痣，凸出于皮肤的皮赘、一些凸出的囊肿（粉瘤）、血管瘤等，但在皮肤深处的各种肿块往往不易觉察，大多是在无意中摸到或被其他人发现的。对于良性肿瘤来说，仅仅是长得过大会影响美观及肢体功能，但如果是恶性肿瘤，就要及时治疗，否则会危及生命。所以早期发现这些浅表肿瘤就显得特别重要，因此经常要注意自身的触摸检查。

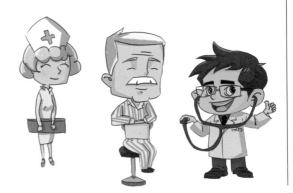

# 重视体表肿块

如果你发现身体出现体表肿块，应该及时到医院就
诊，请医生仔细诊断，查明原因，不要道听途说，
也不要听信病友间的小道消息。

◎ 发现体表肿块后需要注意哪些方面
　的变化？

● 病史

（1）包括什么时间开始发现肿块，是单纯一个
呢还是遍身都是。发现之前有无异常情况，有无受
伤病史呀，有无与一些传染病患者密切接触病史。
有没有其他疾病呀，比如痛风、糖尿病、肺结核。
伴有其他症状没有，比如发热、咽喉部疼痛、胸
痛、全身无力、面色不正常，咯血、吐血、便血或
者短时间明显消瘦等等。发现肿块后有无新的症状
出现，病程中的其他变化等。家族中或同一个村有
无大量类似患者出现。

（2）发病年龄：就体表肿瘤而言，任何年龄的
人都可能发生不同类型的肿瘤，但不同的浅表肿瘤
都有其一定的规律可循。随着年龄的增长，发生恶
性肿瘤的危险性愈大。

● 肿块表现

往往在人体表浅皮肤经常可触及到各种类型的
小结节或肿块，小至米粒或黄豆大小，大至鹌鹑蛋
或乒乓球大小，甚至大苹果大小。

这些肿块我们要注意生长的部位在哪儿，是单

纯一个呢还是有很多个，是慢慢出现的呢还是很快就出现了一大片。颜色及生长过程中的变化，质地如何，形状是圆的还是椭圆形、外形是否规则、表面是否光滑平整。

有的肿块呈菜花状或是不规则的，也有的肿块呈火山口样溃疡、凹凸不平结节状等，如皮肤鳞癌。是凸出于皮肤还是隐藏在皮肤下面，手摸它硬不硬呢。边界是否清楚，伴随疼痛没有，与周边组织器官有无明显的关系，活不活动等。

良性包块一般推它可以移动，恶性包块与底部及周边结合紧密、位置较固定不易推动。一般来说，肿块不大，长得很缓慢，如结节状肿块经过多年其外形和大小均无明显变化，也有的几年甚至一、二十年才至长拳头大小。表面光滑，边界能摸得很清楚，不伴随其他症状，这类肿块大多是良性的。

如果肿块在开始发现时并不大，但很快在十天或半月就明显长大的，且表面粗糙或呈菜花状，边界摸不清楚，碰到就容易出血，甚至出现溃烂久不愈合，另外常常还伴随其他症状的，如低热、全身无力、饭量明显减少、短时间明显消瘦，则这类肿块大多是恶性的。

也有一部分肿块早期是良性的，在很多年以后会转变为恶性的。比如皮肤"黑痣"近期明显增大并伴周边不光滑的，则应排除其恶变的可能。也有的生长在淋巴结区或相应组织器官。在人体颈部、耳前耳后、腋窝、腹股沟、腘窝等部位经常可触及的小结节，一般为肿大淋巴结。

# 体表肿块的各种检查

医生为了明确你体表肿块的性质，会为你安排一些检查，包括抽血化验、影像学检查以及活检等，这些检查都是为了明确包块的性质。

## ◉ 医生检查对于诊断体表肿块有何重要性？

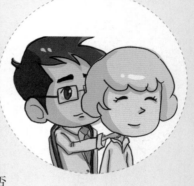

医生首先会仔细询问病史，比如头部肿块会问你有无染发呀？小孩的颈部肿块则会问有无搬进新装修房屋呀？碰到肿块后是否容易出血呀？

然后，医生会通过认真的视、触、叩、听查体四部曲来作出初步诊断，比如颈部的肿块会看有无其他合并症状；腋下肿块还会看看有无乳房肿块，上肢的外伤、炎症；腹股沟肿块则看会阴部、足有无外伤、炎症等。大多数时候不能仅局限于局部肿块，往往还要看附近器官还有无肿块或其他合并情况，比如有无咽喉部疼痛、有无咳嗽、咯血，有无胸痛、腹痛，有无发热、盗汗，有无纳差、盗汗等等。

一般来说，医生通过上述检查基本能确定是良性的还是恶性的情况。大家也看到了，前面讲了许多种类的浅表肿瘤，要具体明确是哪种肿瘤及为下一步治疗要做一些准备，就需要进一步的检查。

## ◎ 化验检查对诊断体表肿块有何价值？

　　按常规我们会给来看病的患者检查血常规、血糖、凝血项，怀疑痛风的患者还会查血尿酸，怀疑结核的患者会查结核抗体、痰找抗酸杆菌、血沉、结核感染 T 细胞等。恶性肿瘤就会做更多的化验检查，当然也会嘱咐办理住院手续。

## ◎ 彩超检查对诊断体表肿块有何价值？

　　对于能摸到的浅表肿块，像黄豆大小肿块一般不会让做彩超，比较大一些的肿块才会让做彩超检查。彩超可判断肿块的大小、血液供应情况、与周围组织结构的关系。对于各种囊肿、血管瘤、纤维瘤、脂肪瘤、脂肪血管瘤、脓肿、血肿，以及部分淋巴结肿大诊断准确性较高。而且简单、方便、经济实惠，属于无创伤检查。但有一些深一点的肿块往往需要在彩超引导下做穿刺活检。在治疗一些小

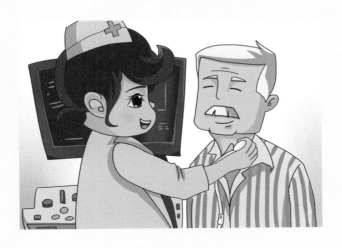

的囊肿时也需要在彩超定位下采取治疗。

## ◎ 穿刺＋组织活检对诊断体表肿块有何价值？

能摸到的浅表肿块，门诊常规开展细针穿刺液基薄层细胞学检查（简称穿刺活检）。对于这项检查门诊患者一般等待时间 1～2 小时，较 CT、MRI 短，产生费用也很低，但准确率较高，能为门诊医生对浅表肿物作出准确的判断提供有力的证据。这不仅能避免做更多不必要的检查，也能减少患者排队等待的时间，同时还能降低门诊均次费用，得到了广大老百姓的认同。

该项技术操作简单，成为了浅表肿瘤的常规门诊检查手段。结合彩超检查大多数浅表肿块都能很容易作出正确的初步诊断，深得临床医师的认可。但穿刺活检与病理组织学检查有很大的区别，穿刺活检毕竟所取得的组织比较少，能看到肿块的范围有限，所以准确率也要大打折扣，对于经验好的医生来说可能准确率更高一些。

## ◎ 什么是细针穿刺细胞学检查？

细针穿刺细胞学检查是利用细针穿刺吸取病灶部位中的细胞等成分作涂片，观察其肿瘤与非肿瘤细胞形态改变和间质变化的一种细胞诊断学方法。国内外已广泛采用外径 <0.9mm 的细针头穿刺作细胞学诊断。通过患者体表，吸取可触及的肿块病变，或通过 X 线、B 超、CT 及核素扫描等导向对深部脏器病变进行针吸，吸取微小组织成分（包括细胞、间质或其他伴随物）进行细胞形态学诊断，亦可进

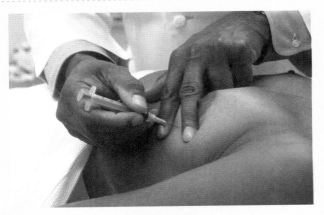

**细针穿刺细胞学检查**

行活细胞的一系列相关细胞学技术研究。细针穿刺细胞学的方法简便、安全、快速，敏感性好，确诊率高，可信度强，且对患者近乎无创伤性，现已成为临床疾病的重要诊断学方法之一。

## ◉ 细针穿刺细胞学检查优点有哪些？

细胞学诊断最大的优越性在于能以形态学依据早期发现和诊断肿瘤，其操作及诊断方法简便、安全、直观，是目前任何其他术前检查难以比拟的，细针穿刺细胞学主要有以下优点：

● 细针穿刺近乎对机体无损伤，局部不遗留瘢痕，出血感染机会甚少，患者痛苦小，易于被患者接受。对深部病变以及神经，血管丰富的要害部位，细针穿刺细胞学检查具有更好的安全性和可行性。

● 涂片细胞新鲜，不易产生变性及自溶现象；细胞不容易发生人为挤压等损伤，形态结构清晰，有利于镜下的准确识别和鉴别诊断。对于较典型的细胞学的病例诊断快速，患者通常很快就可以取到诊断结果。

● 对于某些一次阴性或可疑的诊断，可即时重复和多部位取材检查，并便于随诊、动态观察和疗效观察。

● 对病变的良恶性确诊率高。具有较丰富经验的临床细胞学诊断医师通常确诊率可高达 95% 以上，病变分型确诊率可达 80% 以上。

● 应用范围广，几乎适用于机体的任何部位病变。通过 X 线、B 超、CT 和 MRI 等影像学定位引导下，可对身体各深部器官组织进行穿刺细胞学检查诊断。

● 吸出物为活组织，可用于其他的生物学实验、细胞培养、免疫学及分子生物学等检查。

● 与组织病理学检查等诊断方法互为补充。

● 某些病变如乳腺囊肿，涎腺潴留囊肿等，穿刺可以达到治疗的作用。

## ◎ 哪些情况下患者可以做细针穿刺细胞学检查呢？

● 体表可触及的病变，如皮肤、黏膜、软组织、骨组织等肿块，淋巴结、涎腺、甲状腺、乳腺、前列腺、睾丸等器官组织。

● 可疑的转移性病灶，如淋巴结、皮下结节、手术疤痕下结节、伴骨质破坏性肿块，常可明确诊断。

● 可能因创伤引起大出血、感染、癌瘤播散等不适宜手术切除，或切取活检有困难而又必须获取形态学依据确诊的患者。

● 经皮肤或借助影像学仪器设备等对颅脑、胸腔、腹腔和盆腔内各深部脏器病变的术前或术中快速诊断。

● 手术中需要作快速诊断时，印片细胞学常可与冰冻快速切片诊断作为互补。

● 对肿瘤放疗、化疗的监测及预后评估判断。

## ◎ 哪些情况下患者不能做细针穿刺细胞学检查呢？

脱落细胞学与体表穿刺细胞学检查一般无禁忌证，但对有出血倾向的患者做深部肿块穿刺应十分慎重，对高度敏感、顾虑深重和不能配合的患者也应避免行穿刺术。

## ◎ 细针穿刺细胞学检查有危险吗？

一般不会有大的危险。可能会出现的并发症有：局部疼痛、局部感染、出血、气胸或气体栓塞等，如严格把握各项操作规程，通常是可以避免相应并发症的发生。

偶尔有患者在穿刺后因血管神经性反应导致轻度头昏、心悸、恶心等虚脱症状，甚至昏厥，应予以安抚，并使患者取仰卧头低位。双腿垫高。患者通常休息 10～20 分钟即可缓解和恢复。如经以上处理仍然不能缓解者，应即时采取相应的急救措施。

## ◎ 什么是组织病理学检查呢？

我们在本书中反复讲到病检的问题，那么什么是病检呢？其实病检是组织病理学检查的简称。只有手术后取下的肿块（也就是医学上常说的标本）做病理检查才能作出明确的诊断，而这种检查是最可靠、最准确、最好的诊断方法，也称之为医学上的"金标准"。

组织病理学检查是检查机体器官、组织或细胞中的病理改变的方法。为探讨器官、组织或细胞所发生的疾病过程，可以采用某种病理形态学检查的方法，检查他们所发生的病变，探讨病变产生的原因、发病机理、病变的发生发展过程，最后作出明确的病理诊断。病理形态学的检查方法，首先是观察大体标本的病理改变，然后切取一定大小的病变组织，用病理组织学方法制成病理切片，用显微镜进一步检查病变。

## ◎ 组织病理学检查如何操作呢？

先收集检测病料，各种典型病变的组织器官，用 10% 福尔马林溶液固定，常规石蜡切片，HE 染色，光镜观察。

操作步骤包括取材、固定、组织修块及水冲、脱水、透明及浸蜡、包埋、切片、展片及粘片、烤片、HE 染色、封片，最后在 37℃温箱中烤干，在光学显微镜下观察。

组织病理学检查工序繁琐，所以等待时间往往很长，一般需要 4~5 个工作日才能出结果。

## ◎ 通过以上检查，体表肿块还需要进行 CT 或 MRI 等影像学检查吗？

一般来说，一些看得到或摸得清楚的肿块，通过医生检查、彩超、穿刺活检基本就能确诊。这些很表浅的、不大的肿块不会做 CT 检查。只有在做了前面各种检查都不清楚，或者患者看医生时肿块本身就很大，不容易推动，表面也不光滑，质地还偏硬，或者本身就怀疑是转移性的肿瘤，对于这些情况就会要进一步做完善的检查，如相关肿瘤标志物检测、CT、磁共振、血管造影或全身 PET-CT、全身骨扫描检查等才能发现转移病灶及原发病灶。

【特别提醒】

在检查方面很多人可能存在很多的误区！因此，最好听从医生的安排进行相关检查。

## ◎ 体表肿块的诊断过程中，患者常见的误区有哪些？

● 误区一：盲目要求医生做全面检查，做最好的检查。

医生在详细询问病史、症状后，往往会做仔细的检查，再综合这些情况作出初步的判断，考虑到是哪些疾病后才会做出进一步的相应检查。而且是按照先简单、经济快速的检查，若还不能明确的话再做复杂、昂贵的检查。所以只有针对性的检查才是最好的检查。而不是什么病都要做 CT、磁共振检查。

● 误区二：门诊穿刺会加重病情或造成恶性肿瘤的扩散。

前面已经讲了，门诊穿刺也就是细针穿刺细胞学检查是非常安全、简便、经济实用的检查方法，我们应该大胆地检查，除非是凝血功能明显异常（如患血友病）或者是患有血液系统疾病。而且穿刺创伤很小，可以忽略不计。如果本身是良性肿瘤，穿刺后不会有任何影响。如果是恶性肿瘤，那就更应该穿刺，以便早日作出诊断，好进行下一步的治疗。恶性肿瘤的扩散并不是这么穿刺一下就会马上扩散，它要发生转移也是有个时间过程的。如果不做穿刺，久拖不能明确诊断，反而延误病情。

# 特殊浅表肿瘤的早期诊断

特殊浅表肿瘤的早期诊断，有时是患者注意到体表包块的出现，及时就医，获得早期诊断。有些人担心包块是恶性的，讳疾忌医，让恶性肿瘤获得转移的时机。

## ◎ 恶性黑色素瘤如何做到早期诊断？

前面已经讲过，恶性黑素瘤是一种高度恶性肿瘤，它的类型较多，因此，其临床表现亦各异。典型的临床表现和查体体征是黑色素瘤诊断的常用方法；病理学检查是黑色素瘤确定诊断甚至分期的最终标准。可从以下 ABCEDE 初步判断是否为恶性黑色素瘤：

● A 非对称：色素斑的一半与另一半看起来不对称。

● B 边缘不规则：边缘不整或有切迹、锯齿等，不像正常色素痣那样具有光滑的圆形或椭圆形轮廓。

● C 颜色改变：正常色素痣通常为单色，而黑色素瘤主要表现为污浊的黑色，也可有褐、棕、棕黑、蓝、粉、黑甚至白色等多种不同颜色。

● D 直径：色素斑直径 >5～6mm 或色素斑明显长大时要注意，黑色素瘤通常比普通痣要大，要留心直径 >5mm 的色素斑。对直径 >1cm 的色素痣最好做活检评估。

● E 隆起：一些早期的黑色素瘤，整个瘤体会有轻微隆起。

对可疑的色素痣建议行完整的切除活检，切除时一定要了解肿块边缘及基底面是否切干净。在颜面部、手掌、足底、耳、手指、足趾或指甲下面等部位的病灶，或巨大病灶，无法完整切除时，可进行穿刺活检或全层皮肤的病灶切除。

影像学检查项目包括区域淋巴结（颈部、腋窝、腹股沟、腘窝）超声，胸部 X 线或 CT，腹部盆部超声、CT 或磁共振，全身骨扫描及头颅检查。经济情况好的患者可行全身 PET-CT 检查，可早期发现无症状的转移病灶。

## ◎ 皮肤癌如何做到早期诊断？

早期恶性病变往往是有些预兆的，比如：①日光性角化病同时出现流血、溃烂或不对称性结节突起等症状；②长时间不愈合或者伴有少量出血的溃疡；③曾经被放射线照射过的皮肤或旧疮疤、窦道处出现了溃破或有突起时；④皮肤红色瘢痕很久不消退者。

【特别提醒】

出现上诉症状需要引起重视并及时去医院看医生哟！对于这些情况，医生往往建议穿刺检查，如明确为恶性肿瘤，则立即予以扩大范围的切除病检，同时还会做基底部及边缘的病理检查，以了解是否已经切除干净。

## ◎ 皮肤转移性恶性肿瘤如何做到早期诊断？

● 皮肤转移性病变通常出现在原发肿瘤诊断后，多是恶性肿瘤已达到晚期的临床表现，所以对出现在皮肤上的结节、肿块一定要引起肿瘤患者的

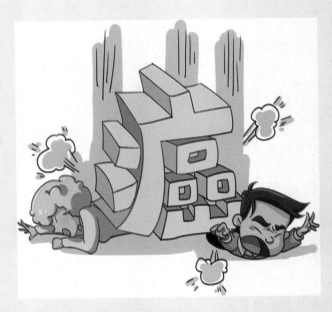

高度重视。最常见于前胸部、腹部、头颈部、锁骨上出现肿块。其中，腹部和头皮常常为内脏肿瘤以转移性皮肤损害为首发症状时的好发部位。

● 最常见的临床表现为皮肤或皮下有结节，其颜色可与正常皮肤颜色相同，也可为红色、淡红或紫红色，质地比较硬或韧。结节可与皮下组织粘连，但少有破溃。尤其是那些仅有皮损表现，以转移癌为首发症状的恶性肿瘤患者。

● 皮肤转移性肿瘤的发生部位与原发肿瘤间存有一定的关系，比如头皮转移最常见于肺、胃及肝癌；面部转移经常源于口腔癌；胸部、锁骨上转移则多见于乳腺癌和肺癌；而结肠癌多发于腹部皮肤转移或会阴部及耻骨区域皮肤转移。

● 皮肤转移肿瘤的诊断主要依据针吸细胞学检查或手术活检作出的病理诊断。

## ◎ 淋巴结肿大如何做到早期诊断？

引起淋巴结肿大的原因有很多，比较常见的原因有病毒、细菌感染、寄生虫、肿瘤等。比如患"感冒"、鼻炎、扁桃体肿大时可能摸到颌下、耳后、颈项部淋巴结肿大。对于浅表淋巴结肿大来说，常常是在体表很浅的地方就能触摸到的，通过医生检查及结合病史大概能作出初步的判断，进一步行彩超、穿刺活检就能明确诊断。也有的经过前面检查仍然不能明确的，就需要通过手术切除该肿大淋巴结，然后送组织病理检查来确诊。甚至有的还需要进一步通过行免疫组化检查才能明确具体类型。而一些稍深一些的肿大淋巴结就需要靠彩超、CT、磁共振等检查才能发现，并且有些深一些肿大淋巴结则需要在彩超、CT引导下做穿刺活检才能明确诊断了。正常情况下，部分儿童在颈部、耳后、颌下可扣及浅表淋巴结，随年龄增长，上述淋巴结可能逐渐摸不到了。对于青壮年的颈部、腋下肿大淋巴结要高度警惕淋巴结核的可能，甚至有些消瘦一些的老年人也有许多诊断为淋巴结结核。一般通过查结核抗体、肿块穿刺，再结合彩超、胸片不难作出正确诊断；若通过上述检查排除了结核引起淋巴结肿大时，则需进一步鉴别是不是病毒、细菌、寄生虫或者肿瘤转移所引起的。

肿瘤防治科普丛书——体表肿瘤

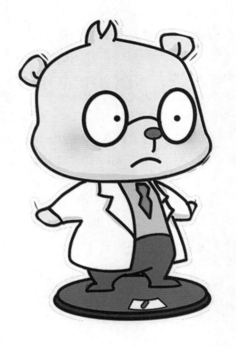

# 3

# 体表肿瘤的
# 规范治疗

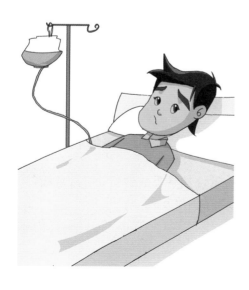

不管你的体表肿瘤是良性的，还是恶性的，都应该到正规医院进行治疗，不要听信迷信，也不要听信网络传言，不要听信街头小广告，也不好听信病友之间的小道消息，以免延误病情。

# 可以不做手术的浅表肿瘤

前面提到了，浅表肿瘤那么多，我们怎么知道如何治疗呢？其实，大多数浅表肿瘤是良性的，不一定非要手术切除。

## ◎ 多发性脂肪瘤如何治疗？

比如临床上发现很多多发性脂肪瘤的患者可以通过常规查体、彩超、针吸穿刺细胞学检查、肿瘤切除送病理学化验就能明确诊断。在治疗上目前无特效药。对于多发者（有的患者可达百余个），也只能先选择肿块个体较大、影响身体功能或者美观的、明显疼痛的进行切除，无法根治。目前通过以下方法可以控制其增长速度，一些小的也可能消失。

● 口服中（成）药改善高血脂及高血液黏稠度状态；

● 饮食清淡，避免饮酒，特别是啤酒，少食油腻饮食，多吃新鲜蔬菜和水果，多喝水；

● 同时加强身体锻炼，生活规律，少熬夜，保持良好的心态。

## ◎ 多发性神经纤维瘤如何治疗呢？

多发性神经纤维瘤常见皮肤色素沉着，典型者呈牛奶咖啡斑，可为多发皮肤纤维瘤、双侧听神经瘤。还会伴有中枢神经系统的脑膜瘤、胶质瘤等。目前临床上无有效的治疗方法。

# 需要手术切除的浅表肿瘤

有一些浅表肿瘤可能会让你出现一些症状，例如疼痛，或者影响美观，或者有恶性的可能等等，诸如需要医生积极治疗的，通常选择手术切除。

## ◎ 需要手术切除的浅表肿瘤

● 看得见的肿块：比如冒在皮肤上粗糙的、碰到易出血的、突然生长速度加快的或奇形怪状的肿块、黑痣、皮肤的赘生物等。

● 长时间经久不愈的皮肤溃疡。

● 皮脂腺囊肿建议早期切除。如果等到包块出现发红、疼痛、白点等情况就已经发炎化脓了，而形成脓肿就只能做切开引流，还需要抗感染治疗、每天换药。既加重了经济负担又造成了身体上的痛苦。并且皮脂腺囊肿并发脓肿行切开引流的患者，往往会出现肿块复发需再次手术切除的可能。

● 对于各种单一的纤维瘤建议早期切除。

● 对于影响美观或已经长得比较大甚至影响功能的良性肿瘤，比如脂肪瘤、血管脂肪瘤、血管瘤、一些关节处的腱鞘囊肿等。

## ◎ 需要手术来确诊的浅表肿块

对于浅表的淋巴结类肿块，如果明确是感染引起，则只需抗感染治疗就行了。但有些通过医生询问病史、查体以及做了血液、彩超、各种穿刺都不能明确诊断的话，医生就会建议尽快实施手术取出肿块做病理检查了。

对于怀疑是转移性肿瘤的更需要尽快手术病检来确诊。但往往有许多患者非常担心，说我的肿块如果是恶性肿瘤或转移来的肿瘤，会不会很快发生转移啊。甚至有的患者拒绝手术病检。其实大可不必担心，能够手术尽快作出明确诊断才是最紧迫的。如果是良性肿瘤，那做了手术就可以了，悬着的心也就解放了；如果是恶性肿瘤或者转移的，那更需要早期手术病理确诊后才能进行下一步的治疗。手术不会造成更广泛的转移，是否转移是肿瘤本身性质决定的。

## ◎ 需要手术切除加放射治疗的浅表肿瘤有哪些？

● 如果明确为腱鞘巨细胞瘤，则需要立即手术切除全部肿块后再局部进行 1 个疗程放疗。

● 对于皮肤基底细胞癌、鳞状上皮细胞癌等浅表的恶性肿瘤，必须抓紧时间行手术切除并看切缘和基底是否切干净，若有残留需扩大切除，同时还需做 1 个疗程放疗。以后还要严密观察病情，如有肿块复发必须及时就诊。

## ◎ 什么是腱鞘巨细胞瘤？

腱鞘巨细胞瘤是指发生在手足指（趾）和手足部位的坚实性无痛性肿块，生长较慢，肿块沿肌腱走行，可侵袭邻近骨骼。手及手指多见，足趾和其他部位少些。腱鞘巨细胞瘤呈分叶状，小叶由致密、透明化胶原围绕。本病多见于青年人，女多于男。该肿瘤虽然属于良性肿瘤，不发生转移，在治疗上以手术切除为主，但约 10% 患者手术后容易复发。所以一旦明确为腱鞘巨细胞瘤，就需要采取手术切除全部肿块，还要再局部进行 1 个疗程的放射治疗以减少它的复发。

## ◎ 腱鞘囊肿和腱鞘巨细胞瘤有哪些主要区别呢？

对于发生在手、足的这两个病来说确实容易混淆。看起来都长得差不多，但只要认真检查，还是会发现它们的区别。

从病史来看，腱鞘囊肿往往有过外伤史，突然出现，很快变大，伴随肿胀或疼痛；而腱鞘巨细胞瘤没有明确外伤史，逐渐长大，不伴随疼痛。

查体可以看到腱鞘囊肿表面光滑，有的较硬，也有的比较软，边界清楚的可以推动，穿刺可以抽到像桃子油样的液体，呈透亮无色或发红、发黄颜色；而腱鞘巨细胞瘤表面则不光滑，形状不规则，可以看到分叶状，质地不软也不硬，边界不是很清楚，不能推动，穿刺抽不到东西。

最后，通过彩超、穿刺检查能够明确鉴别这两种疾病。

## ◎ 需要手术切除加化学治疗的浅表肿瘤有哪些？

各类浅表肉瘤：如纤维肉瘤、脂肪肉瘤、乳头状皮肤纤维肉瘤等。恶性黑色素瘤也需要早期手术加上化疗。

**注意**：上述恶性肿瘤不一定全部都对化疗敏感。

# 特殊类型浅表肿瘤的治疗

一些特殊类型的浅表肿瘤，需要特殊对待，医生会根据患者的病情，治疗意愿，全身情况以及副反应等综合考虑，制定最佳的个体化的治疗方案。

## ◎ 血管瘤如何治疗？

血管瘤的治疗首先是要控制瘤体生长，进而促进瘤体的消退，减少并发症，最大限度地保留器官功能，保护面容美观。

血管瘤的治疗应根据各种类型、部位等来确定。目前常用的方法有：手术治疗、放射治疗、冷冻治疗、硬化剂治疗、激光治疗、高频电极术、超声微创介导术、有氧蓝光光动力、微创介入术等。手术治疗效果确切，但风险较大，特别是蔓状血管瘤；其他方法如硬化剂、激光治疗风险较小，创伤小，但存在治疗不彻底的可能。

## ◎ 瘢痕如何治疗？

● 压力疗法：适用于大面积非功能部位的增殖性瘢痕。

● 放射疗法：对于小面积增殖性瘢痕及瘢痕疙瘩建议手术切除后立即行放疗。

● 中医疗法：黑布药膏针对增殖性瘢痕，在止痒、瘢痕平复、色泽恢复、缩短疗程等方面均十分有效。

● 局部注射疗法（也叫封闭治疗）将肾上腺糖

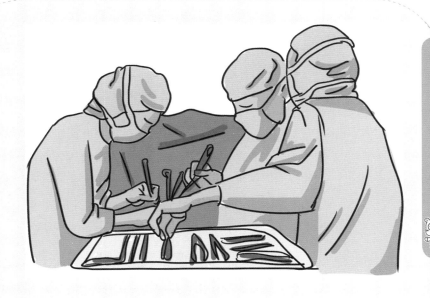

皮质激素做瘢痕疙瘩内注射，每周 1~2 次，注射时以不同的点注入，在部分病例取得良好疗效。

● 其他：激光、冷冻、蜡疗、超声波等对增殖性瘢痕和瘢痕疙瘩的疗效还不确切。

● 手术治疗：凡存在挛缩畸形、功能障碍的瘢痕以及瘢痕疙瘩均需要手术治疗。

## ◎ 黑色素瘤如何治疗？

黑色素瘤的恶性程度高，早期可出现卫星病灶、溃疡并反复不愈合、区域淋巴结转移，晚期可经过血液转移到肺、肝、骨、脑等重要器官。

● 对于一些表面粗糙、颜色深浅不一、生长稍快一些的黑色包块建议尽早明确这个包块的良恶性程度，如可以行穿刺活检。

● 若明确为黑色素瘤，可以尽早手术切除。

● 对有黑色素瘤家族史的，一旦发现有类似情况更要及早切除。

● 对早期未转移的损害应手术扩大切除，如果是指（趾）端的恶性黑素瘤，可采用截指（趾）术。所以治疗黑素瘤的主要方法是外科手术切除。早期黑色素瘤在活检确诊后应尽快做原发病灶的扩大切除手术。所谓的扩大切除术，是根据病理报告中的肿瘤浸润深度来决定。

● 对于发生广泛转移者并且不能手术切除的Ⅲ期或转移性黑色素瘤一般建议内科治疗为主的全身治疗。

● 初诊的患者首先建议进行基因检测，根据基因突变的结果和病情进展快慢选择治疗方案。

● 目前普遍认为黑色素瘤对放疗不敏感，但在

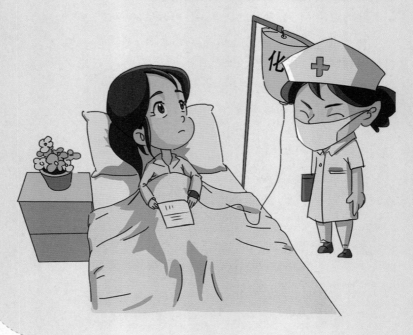

某些特殊情况下放疗仍是一项重要的治疗手段。黑色素瘤的辅助放疗主要用于淋巴结清扫和某些头颈部黑色素瘤（尤其是鼻腔）的术后补充治疗，可进一步提高局部控制率。

● 也可采用联合化疗和放射治疗，而生物化学治疗和分子靶向治疗更具有前景。

● 在饮食方面，大家可多吃富含维生素 A、维生素 C 的饮食，多吃绿色蔬菜和水果。比如可以多食用一些：①水果类：梨、苹果、枇杷、樱桃、香蕉、桂圆、杏子、荔枝、西瓜、甜瓜。②菜类：马齿菜、大白菜、荠菜、番茄、茄子、南瓜、黄瓜、青椒、菠菜、苜蓿、豌豆苗、红心甜薯、胡萝卜等。③动物类：猪肉、鸡肉、鸡蛋、鳖、蟹、田螺。④其他：能够直接被人体利用的维生素 A，其主要存在于动物肝脏、奶及奶制品（未脱脂奶）及禽蛋中。不

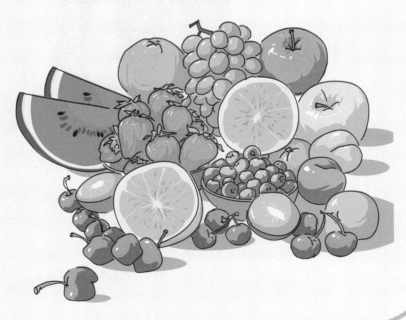

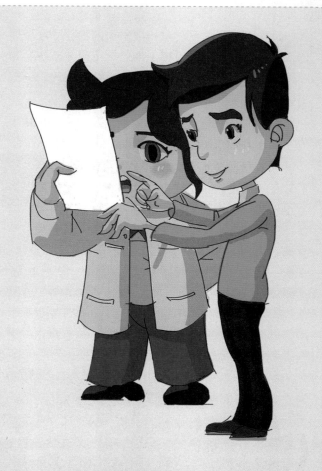

吃盐腌及烟熏的食物，特别是烤糊焦化了的食物。

总之，定期检查，及早的重视就可能早期发现，治愈率也会大幅度提高。

## ◎ 皮肤癌如何治疗？

如果患上了皮肤癌也不用过分紧张，因其部位表浅，治疗方法较多而且早期疗效很好，但如已有区域性淋巴结转移者，则预后较差。

主要治疗方式有：

● 手术切除：适用于各期皮肤癌，在手术时尽可能切除范围要宽一些，以免残留。一般病理常规要做边缘及基地部位的检查。

● 放射疗法：皮肤恶性肿瘤，特别是基底细胞癌，对放射线十分敏感，而鳞癌则是中度敏感。放射疗法也适用于已有或可能有淋巴结转移的部位，可以作为手术前后的辅助治疗。

● 物理疗法：是应用电凝、电灼、冷冻、光动力疗法或激光来烧灼癌瘤，使之坏死脱落或气化的方法。主要有激光疗法、冷冻疗法、局部药物物理腐蚀疗法（有效浓缩的腐蚀性较强的化学药物）。

● 化学疗法：是治疗皮肤恶性肿瘤的一种全身性辅助治疗，当有些患者不可进行外科手术及放疗时的一种治疗手段。如可以使用 5- 氟尿嘧啶、咪喹莫特等治疗，可用于低危险性、表浅型基底细胞癌和低危险性的原位鳞状细胞癌（鲍文病）。化学疗法还适用于和其他治疗合并应用的辅助治疗和晚期姑息疗法。治疗原则是最大程度去除肿瘤，最大化地保留功能，减少外貌损伤。首先是针对原发病灶的治疗，所以查找原发病灶显得尤其重要。

● 对于皮肤局部肿瘤，可酌情采用手术切除、放射治疗、冷冻或激光疗法。

# 门诊手术的注意事项

绝大部分浅表肿瘤经检查清楚后医生一般会告知在门诊手术，术后当天可以回家。一些较大的良性浅表肿瘤和一些恶性肿瘤会嘱咐患者办理住院治疗。

## ◎ 门诊手术前有哪些注意事项？

● 手术前必须检查血常规、凝血项，可能有的还会做 B 超、穿刺检查，对于 40 岁以上的人一般也会做心电图检查。

● 认真听取医生意见，了解手术目的和手术后可能出现的问题，如有疑问或不清楚的地方及时反馈医生。

● 留下详细、准确的通讯地址和电话号码，以便必要时取得联系。

● 手术前按预约时间提前到指定地点安静等候。

● 最好有人陪护，尤其是年老、体弱、儿童患者。

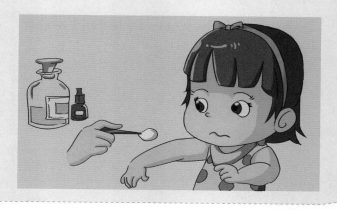

● 医保卡或就诊卡、各项检查结果及病历随身携带。

● 除急症和特殊病情外，妇女月经期不宜手术。

● 对于肛肠类手术必须排干净大便。

● 头部、会阴部手术需要备皮。

● 手术前适当吃些东西，可以避免头晕不适等低血糖反应。

● 手术前必须签署手术同意书。

● 手术前要消除紧张情绪，转移注意力。

## ◎ 门诊手术后有哪些注意事项？

● 术后 1~2 天内要注意伤口敷料有无渗血，敷料上如有少量血迹，范围不加大就没有大碍。如渗血较多，应立即到医院复诊。

● 不要洗澡，避免伤口湿水，以防伤口感染。

● 手术后伤口一般都会适当地加压包扎，可有效预防出血，如果术后出现出血或是血肿要及时就医。四肢手术后，肢体应抬高，便于静脉回流，减轻水肿。观察指（趾）端颜色，如果发紫，并感到麻木，扳动时感到特别疼痛，要及时松开敷料、绷带，或到医院换药处理。

● 一般在术后 2~3 天内，体温会升高一些，一般不会超过 38.5 摄氏度，这是正常现象。如果手术后 4~5 天体温升高，加上伤口出现红、肿、热、痛或疼痛加重，应怀疑伤口发生感染，必须及时就医。

● 手术后按照医生开的药按时服用，记得止痛药饭后服用哦！没必要忍住疼痛，不应痛得影响睡

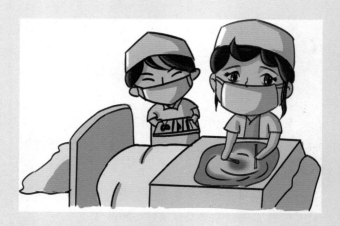

眠时才想起吃止痛药。

● 门诊手术后可以适当活动，不必老躺在床上，除了医生特别嘱咐外。

● 手术后可适当增加些营养，吃些维生素 C 较多的食物，如西红柿、白菜、菠菜等，促进伤口愈合。拆线前忌食辛辣、刺激、鸡肉、海鲜类食物，禁烟、酒。

● 术后如有病理标本送检，请于术后 5 个工作日到外科换药室领取报告并经医生确认后决定下一步治疗方案。

● 术后半年内可能出现手术疤痕增生现象属正常范围，日后会逐渐消退平整。手术后短时间内伤口疼痛会持续一段时间，半年内可能会遇到天气变化也会疼痛，逐渐减轻直至消失。

## ◎ 术后换药需要注意哪些事项？

在换药的工作中，常常碰见很多换药的患者表示疑惑：医生，伤口换药怎么不上药进去呢？不加消炎药会感染吗?

● 什么是换药?

所谓换药正确说法应该叫更换敷料,就是换上清洁无菌的纱布或医用伤口敷贴。对于外伤、手术(包括有菌手术如切开排脓和无菌手术)后都要进行换药。对于有菌手术,换药是为了及时清除分泌物、清洁创面、促进肉芽生长和组织修复。无菌手术伤口的换药是为了观察伤口或创面情况,以便给予及时、适当的处理,比如有无术后出血、血肿、感染等情况。

● 怎么换药呢?

一般无菌手术后,第一次需隔一日换药,如果伤口情况好可每隔 2~3 日换药一次,直到拆线为止。一般而言,普通的外伤伤口换药是不用放药的,只需对创面进行清洁消毒,盖上无菌纱布即可达到预防感染、促进组织生长的目的。

● 哪些情况下换药才放药呢?

真正需要用药的有两种情况:一是伤口污染严重且较深,不能保证一次清理干净;或换药时分泌物较多,甚至发生特异性感染,如绿脓杆菌、厌氧菌感染等,可在伤口中使用双氧水或其他有效抗生素。另一种是当伤口分泌物量多需引流,手术时在伤口特意放置引流物的情况,通常放生理盐水纱条或其他抗炎类纱布条,这就需要逐日更换引流物,直到分泌物消失为止。

因此,伤口换药并非往伤口里放所谓的"灵丹妙药",更无需加入抗生素防止感染。而且,并不是伤口清洁越勤,愈合速度就越快。

## ◎ 哪些特殊情况的病人，换药需要特殊注意？

换药的特殊情况：结核性或者因糖尿病所引起的感染伤口可能会很久不能愈合，还有患贫血、营养不良、免疫力低下、一些老年人、恶性肿瘤患者等的伤口也是长时间不能愈合。对于这些情况，除了换药外还必须积极治疗原发病。

## ◎ 换药需要注意哪些误区？

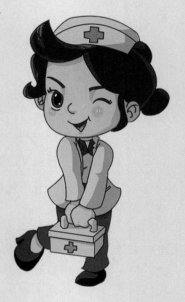

误区一：伤口换药就是要像中医包药一样，要上些药物进伤口，不然就会感染。

误区二：伤口生长很新鲜拒绝重新缝合。

有很多患者的伤口，一期没有缝合的，经过长时间的换药后，医生会根据伤口的生长情况决定该重新缝合。但这时患者往往表现出害怕甚至拒绝，究其原因，可能是害怕疼痛和伤口感染。其实，大家大可不必担心，医生会严格掌握缝合时机，只能是伤口非常新鲜才能重新缝合，而且缝合后不再需要每天来换药，这样不仅能明显缩短伤口愈合时间，还能节省费用。

## ◎ 浅表肿瘤手术后什么时间可以拆线呢?

● 无菌手术切口,局部及全身无异常表现,已经到拆线时间,切口愈合良好者就可以拆线,具体时间如下:

头顶部:术后 9 ~ 10 天

面颈部:术后 3 ~ 5 天

下腹部、会阴部:术后 6 ~ 7 天

上腹、胸、背及臀部:术后 7 ~ 10 天

四肢:术后 10 ~ 12 天

手、足、关节及其附近的手术、减张缝线:术后 14 天

● 术后伤口有红、肿、热、痛等明显感染者,应提前拆线。

● 遇有下列情况,应延迟拆线。

* 严重贫血、消瘦、轻度恶病质者;

* 严重失水或水、电解质紊乱尚未纠正者;

* 老年患者及婴幼儿;

* 咳嗽没有控制时,胸、腹部切口应延迟拆线。

● 严格按医嘱拆线,不要提前拆线以免切口裂开,拆线后 2 日后可正常清洗。

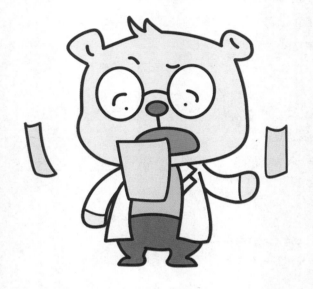

# 4

# 体表肿瘤的
# 康复管理

　　肿瘤康复就是调动医生、患者、家庭和社会各方面的积极性，合理运用西医、中医、心理、营养、社会支持等措施和技术，提高癌症的治愈率，延长患者的生存期，改善患者的生活质量，改善患者因癌症及其诊疗等带来的身体、心理和社会方面的障碍。肿瘤康复包括发病后每个环节，提倡早开始，全程陪伴，包括医护人员、心理，离不开家人的理解和陪伴。对于良性浅表肿瘤来说，通过手术切除能够达到根本治疗的目的。但一些多发性浅表脂肪瘤，仅仅手术并不能解决根本问题，需要注意饮食结构的改善、饮食习惯的改变以及运动来共同

完成。像血管瘤、淋巴管囊肿这些疾病也需要尽早治疗，早治疗能解决主要问题，若拖延则会造成患儿身体和精神的创伤。而对多发性神经纤维瘤患者来说就比较困难，目前没有根治的方法，虽然是良性肿瘤，但因遍布全身而影响美观，从而出现身体、心理和社会方面的障碍。像黑色素瘤有的在早期可能是良性的，仅仅是色素沉着，但到了有一天突然就恶变成恶性的了。所以最重要的是早期发现，早期治疗，避免留下后遗症。下面更多的是讲讲恶性浅表肿瘤的一些康复管理问题。

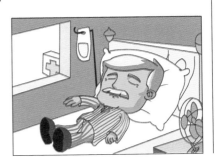

# 体表肿瘤的康复管理

体表肿瘤经过规范化治疗后，还要进行康复管理。一方面医生要了解治疗效果，随访病情，另一方面要指导你恢复健康，让你更好的生活！

## ◎ 体表肿瘤患者需要哪些方面的康复管理呢？

### ● 身体方面

对于肿瘤患者除渴望尽快清除体内的肿瘤以外，也希望能及时治疗疼痛、营养不良、运动功能障碍、肢体功能障碍，以及减轻各种治疗所带来的不良反应，因此需要增强体质。

对于浅表恶性肿瘤来说，一般在病情的早期就能完全切除，大多不需要截肢，部分做做放疗基本能达到治愈的目的。

有一些老年患者对身体表面的肿块一拖再拖，甚至等到肿块表面已经溃烂发臭、出现全身转移了才到医院就诊，最后到了只能截肢才能保命的地步，如果该浅表肿瘤是内脏肿瘤转移所致，此时医生也没有好的办法了，只能换换药，防止进一步感染，防止出血等治疗，却无法减轻更多的痛苦，最后患者在各种痛苦折磨中离开。

### ● 心理方面

浅表肿瘤往往在小孩时就存在，细心的家长会早期发现，从而早期治疗，如血管初期阶段，如不重视及时治疗，血管瘤组织可深入皮下，如果经常挤压局部肌肉、器官甚至骨骼，就有可能演变为难以治疗，甚至可能致死致残。

有的浅表肿瘤可能会影响功能，如腘窝囊肿、神经纤维瘤这类肿块，患者可能会尽早到医院检查治疗。

对于一些隐私的部位，如乳房或胸部、会阴部的肿块，就有可能拖很长时间。有的患者也比较紧张，只要发现浅表肿块，及时就医，明确诊断，经过治疗后绝大部分人不会有心理负担。

即使是恶性浅表肿瘤，若能明确诊断早期治疗，其效果也很好。最大的问题是有些浅表肿瘤，如皮肤恶性黑色素瘤等，它的难治性、长时期的疾病折磨以及疾病引起的社会适应性的明显降低都可以使患者产生较严重的心理问题或障碍。

● 社会方面

康复的最终目的是使患者重新返回社会生活，履行社会职责。患者有得到家庭及社会支持、受人尊重、建立人际关系、参加社会活动、重新工作等权利和要求。这些都需要通过康复治疗来给予指导和解决的。

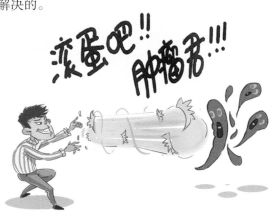

**105**

# 体表肿瘤的康复管理范围

体表肿瘤的康复管理，不仅涉及临床医生，还涉及慢病管理，心理疏导，行为指导，功能锻炼等多方面的内容。

## ◎ 肿瘤康复管理的目的是什么？

● 提高治愈率：浅表恶性肿瘤临床治疗是关键，康复治疗是保障。浅表恶性肿瘤经过手术大多可彻底清除或达到完全缓解，少数晚期患者需放疗或化疗。

● 延长生存期：对于一些临床治疗效果欠佳的浅表肿瘤，如皮肤恶性黑色素瘤等，通过综合治疗，可以起到延缓病情发展、延长患者生存期的作用。

● 改善生活质量：对于浅表恶性肿瘤患者，合适的康复治疗，可减轻患者的心身痛苦，提高患者生活质量。

## ◎ 体表肿瘤康复管理有哪些具体内容？

● 心理康复：浅表肿瘤患者从发现浅表包块起，普遍存在着不同程度的心理压力，这种心理压力可引起机体强烈的应激反应，降低机体免疫力、影响进食和睡眠等，降低患者的抗病能力，特别是浅表恶性肿瘤患者可因绝望而拒绝接受治疗。临床发现心理压力较大、情绪低落的患者往往有一个不好的疗效和预后。

心理康复措施包括：

①认知障碍的治疗：临床医护工作者通过言语或行动

改善患者情绪，建立良好的医患关系，耐心解释疾病的发生经过，提高其对疾病的认识，并让患者主动参与治疗。

②心理疏导：浅表恶性肿瘤患者的心理易波动，且多疑，与患者多交谈，教人们如何改变有害的想法和信念。心理疏导不是心理治疗，而是情绪的疏泄和行为支持。

③其他还有音乐、放松、暗示、催眠、心理支持等等。

● 减轻患者痛苦：恶性肿瘤抑或是浅表恶性肿瘤患者均会伴有疼痛，还会因为合并感染奇臭无比。尽早就诊，把痛苦的根源尽早消除。在浅表肿瘤的治疗过程中，医生耐心地解释治疗的必要性和相关副作用，另外家属的参与能明显改善患者的情绪，使患者得到精神与心理的支持，有利于患者积极面对疾病治疗。对于浅表恶性肿瘤晚期患者来说，癌痛控制就是从根本上减轻患者痛苦、提高生活质量的最有代表性的重要措施之一。

● 增强患者的抗病能力：采用生物免疫、中医药治疗、营养支持、体育锻炼等措施提高患者的免疫力，可起到抑制肿瘤生长、减少复发和转移的作用。

● 合理营养：合理营养可起到预防和减轻恶病质、帮助患者尽快恢复体质、增强抗病能力的作用。

● 体能锻炼：体育锻炼不仅可以增强体质，而且也是有效的心理治疗方法。

● 生活指导：包括怎样处理治病养病与生活、学习、工作之间的关系；怎样调整病后的生活目标，如何建立一个健康的生活方式等。

● 家庭及社会支持：从精神上、经济上、社会适应性上给患者以支持，有利于患者的全面康复。

# 体表肿瘤康复的心理治疗

肿瘤患者往往存在诸多的心理问题，例如对疾病的担心引发的焦虑，对死亡担忧引发的恐惧，对家人留恋引发的无助等，这些都需要医生给予心理疏导，让他们认识疾病，挑战疾病！

◎ 肿瘤康复治疗与临床治疗的关系是什么？

两者既有统一性，又有对立性。浅表肿瘤临床治疗是关键，对于恶性浅表肿瘤来说康复治疗是保障。临床治疗主要采用手术、放疗、化疗，康复治疗更偏重于心理治疗、减轻患者的痛苦、营养支持、生活指导等。从时间上看，一般认为临床治疗在前，康复治疗在后。一旦建立诊断，毫无疑问要首先进行临床治疗，但同时也离不开康复治疗。

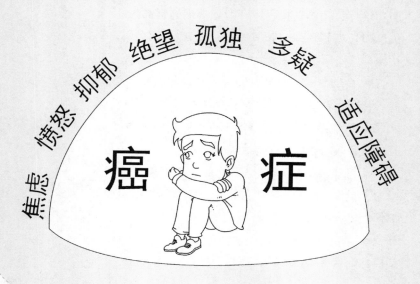

## ◎ 肿瘤患者有哪些心理特点？

癌症患者的心理状况极大地影响着他的治疗效果和预后。常见如：恐惧心理、怀疑心理、否认回避心理和幻想心理，认可心理和依赖心理，抑郁、悲观绝望心理。但对于浅表肿瘤患者来说，问题明显没有那么严重。

● 焦虑：主要特征是恐惧和担心，表现为烦躁不安、感觉过敏、心悸、厌食、恶性和腹部不适等。过分的焦虑会影响患者的免疫功能，不利于治疗和康复。

● 愤怒：愤怒是患者面对癌症的一种无奈的表现，患者无法接受自己患浅表肿瘤的事实。

● 抑郁：肿瘤患者的抑郁情绪多发生在得知自己患癌，大多对治疗缺乏信心，对生活失去兴趣。

● 绝望：主要是由于部分患者对肿瘤产生消极观念所引起的。

## ◎ 肿瘤康复的心理治疗措施有哪些？

● 解释：解释是一般心理治疗的基本方法。医务人员有必要及时向患者进行解释，讲明道理。

● 鼓励和安慰：恶性肿瘤患者其感情比较脆弱，遇到一些不解的事情容易向不好的方面考虑。所以多给予患者鼓励与安慰，而且浅表恶性肿瘤一般预后很好，要让患者充分树立信心，战胜肿瘤疾病！

● 认知治疗：通过以下几方面改变患者的错误观念，帮助患者建立对癌症的科学认识。

☞ 浅表恶性肿瘤是可防可治的。

**109**

☞ 浅表恶性肿瘤是可以被早期发现的。

☞ 治疗浅表恶性肿瘤前景乐观：随着医学科学技术的不断发展，治疗浅表肿瘤的方法越来越多。传统的手术、放疗和化疗各具特点和优势，综合治疗更是集各种疗法之长，在治疗中收到了良好的效果。

☞ 机体存在着强大的抗癌机制：机体的免疫系统能够识别并通过细胞免疫机制破坏带有非自身标记的癌细胞，从而起到抗肿瘤作用。临床上常常发现，免疫功能较强的恶性肿瘤患者预后很好。甚至有些单靠机体自身的抗癌免疫作用就可使肿瘤停止生长，或者完全消失，这就是人们常说的肿瘤自愈。

☞ 有些恶性肿瘤是自愈的。癌症的自愈现象说明机体存在着强大的抗癌免疫机制，通过医务工作者的耐心解说，患者只要能把这种抗癌免疫潜力重新调动和挖掘出来，加上临床治疗的力量，仍然可以清除癌患，获得康复。

☞ "抗癌明星"的榜样作用。

# 体表肿瘤康复的营养支持

肿瘤患者一定要注意控制饮食，多吃有营养，易吸收的食物，不要再贪图口味、快感等进食一些不健康的食品，包括烧烤食品、加工肉制品、腌制食物等。

## ◎ 癌症患者营养支持有哪些？

● 要具备各种营养素，膳食结构要合理，营养素要平衡。

● 要有合理的膳食安排：正常情况下，一日三餐，两餐间隔时间 4~6 小时比较合理。

● 要能促进食欲、易于消化吸收

## ◎ 肿瘤患者的饮食治疗有哪些原则？

食物要多样，饥饱要适当，优质要适量，粗细要搭配，调料要限量，甜食要少吃，饮酒要节制，三餐要合理。

## ◎ 中医中药在肿瘤康复中有哪些作用？

因为对肿瘤的发生发展有独到的见解，中医中药治疗肿瘤的地位也逐渐被肯定，主要作用有：①整体观念强，能增强机体全身的内在抗癌机制；②作用温和，毒副作用小；③能弥补其他治疗的不足，减轻放、化疗副作用；④无痛苦，患者易接受；⑤减轻症状和体征，改善患者的生活质量；⑥减轻放、化疗的毒副作用，加速术后恢复；⑦抑制肿瘤生长；⑧控制或延缓复发，延长患者生命。

# 中医治疗 扶正化瘤
## 重新点燃生命之光

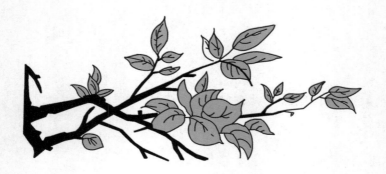

08检